Didier Grandgeorge

Homöopathische Arzneimittelbilder
in der Kinderheilkunde

Dr. med. Didier Grandgeorge

Homöopathische Arzneimittelbilder in der Kinderheilkunde

Arznei als Antwort

Aus dem Französischen übersetzt
von Dr. med. Werner Bühler

Sonntag

Die Deutsche Bibliothek – CIP-Einheitsaufnahme

Ein Titeldatensatz für diese Publikation ist bei
der Deutschen Bibliothek erhältlich

Titel der Originalausgabe: »L'esprit du remède homéopathique – CE QUE MAL A DIT«
by Didier Grandgeorge

Anschrift des Übersetzers:

Dr. med. Werner Bühler
Bonner Str. 10
14197 Berlin

Umschlagbild: Imagebank, Frankfurt

Wichtiger Hinweis
Medizin als Wissenschaft ist ständig im Fluß. Forschung und klinische Erfahrung erweitern unsere Erkenntnisse, insbesondere was Behandlung und medikamentöse Therapie anbelangt. Soweit in diesem Werk eine Dosierung oder eine Applikation erwähnt wird, darf der Leser zwar darauf vertrauen, daß Autoren, Herausgeber und Verlag große Sorgfalt darauf verwandt haben, daß diese Angabe genau dem **Wissensstand bei Fertigstellung** des Werkes entspricht. Dennoch ist jeder Benutzer aufgefordert, die Beipackzettel der verwendeten Präparate zu prüfen, um in eigener Verantwortung festzustellen, ob die dort gegebene Empfehlung für Dosierungen oder die Beachtung von Kontraindikationen gegenüber der Angabe in diesem Buch abweicht. Das gilt nicht nur bei selten verwendeten oder neu auf den Markt gebrachten Präparaten, sondern auch bei denjenigen, die vom Bundesgesundheitsamt (BGA) oder Paul-Ehrlich-Institut (PEI) in ihre Anwendbarkeit eingeschränkt worden sind.
Geschützte Warennamen (Warenzeichen) werden nicht besonders kenntlich gemacht. Aus dem Fehlen eines solchen Hinweises kann also nicht geschlossen werden, daß es sich um einen freien Warennamen handele.

ISBN 3-87758-156-0

Printed in Germany 2000
Gesamtherstellung: Friedrich Pustet, Regensburg
Grundschrift: 8.25/9.25 Gulliver

Inhaltsverzeichnis

I. Einführung

II. Die Arzneien: Kleine Mittel und Polychreste

III. Anhang

I.
Einführung

Anmerkung des Übersetzers

Der Begriff der **Granula** ist in Deutschland nicht gebräuchlich. Im französischen Sprachraum unterscheidet man zwischen **Globuli** (Kügelchen) und **Granula** (Körnchen). Dr. GRANDGEORGE verwendet die etwas größeren Granula (z. B. Größe 5 der Fa. Schmidt-Nagel). **Eine »Gabe«**, frz. **»Dose«** besteht aus vielen, bis zu hundert Globuli (z. B. Größe 2 der Fa. Schmidt-Nagel) meist einer **Hochpotenz**, die **auf einmal eingenommen werden**. Diese Darreichungsform ist in Deutschland ebenfalls selten.

1. Homöopathische Aspekte

1.1 Die Bedeutung von Krankheit

Treffen uns unsere Krankheiten zufällig, aus heiterem Himmel, um unser Erdenleben so dornenreich wie möglich zu gestalten oder enthalten sie eine verborgene Botschaft? Im letzteren Falle: kann das Verstehen dieses tieferen Sinns der Krankheit uns weiterbringen in unserer geistigen Entwicklung? Für uns Homöopathen ist die Wahl eindeutig. Wir betrachten unser Leben auf der Erde als eine Art Initiation, in deren Verlauf eine gewisse Anzahl von Problemen zu lösen ist, ähnlich dem Aufwärtsschreiten (oder Abwärtssteigen ...) auf einer Stufenleiter.

- Vor jeder Stufe entsteht ein neues Ungleichgewicht, eine neue Frage tut sich für uns auf. Finden wir die Antwort, ist alles gut. Finden wir sie nicht, ist das Ungleichgewicht fixiert und das Tor für die Krankheit offen.
- Die äußerlichen Einflüsse (z. B. die verschiedenen Mikroben oder Viren, die uns umgeben) nutzen dieses Ungleichgewicht nur aus, indem sie in die offene Bresche stürmen wie das Wasser in einen brüchigen Schiffsrumpf. *Innen* müssen wir aufräumen und diese wunderbare Welt der Zellen, die unseren Körper bildet, zum Ausgleich bringen, um in Gesundheit leben zu können.
- Zahlreich sind die Beispiele aus Geschichte und Gegenwart, die den wilden Hunger des Menschen nach Freiheit bezeugen. Wo ist die Freiheit eines Menschen, der den Launen seines Unbewußten unterworfen ist? Ungelöste Probleme unserer Krankheit finden, vom »Ich« unbemerkt, ihr Echo in unserem Verhalten als Erwachsene, wie es die Psychoanalyse SIEGMUND FREUDS seit nahezu einem Jahrhundert lehrt.
- Wie kann man dieses Unbewußte ans Tageslicht bringen, um nicht sein Sklave zu werden? Wie die schweren Ketten zertrennen, die wir an unseren Füßen seit unserer Kindheit mitschleppen und die uns das Gehen schwermachen? Das Unbewußte drückt sich in den Träumen aus, gelegentlich im Wahnsinn. Doch vor allem ist es die Wurzel unserer physischen Leiden. Krankheiten sind die Sprache des Körpers, die das Unbewußte ausdrückt. Was nicht gesagt wird, wird gelitten. Anstelle des versagten, des nicht gesagten Wunsches tritt die Verwünschung, und dies über Generationen.

Vom Wort sozusagen zum Tor gelangend, ermöglicht es die Homöopathie SAMUEL HAHNEMANNS, den Schlüssel zu dieser Sprache des Körpers zu finden. Der Homöopath, der das Leiden seines Patienten hört und sieht, sucht eine **»ähnliche« Arznei**, das heißt, eine solche, die in einem gesunden Menschen die gleichen Symptome hervorrufen kann. Viele Versuchspersonen haben seit HAHNEMANN homöopathische Arzneien eingenommen, und nach mehrmaliger Gabe die Symptome notiert, die diese Arzneien hervorbrachten. **Die Gesamtheit dieser Symptome nennt man ein »Arzneimittelbild«.**

Die Gesamtheit der Arzneimittelbilder bildet die homöopathische **Materia medica**. Jede Arznei in ihr weist Tausende von Symptomen auf, und Tausende von Arzneien beschreiben das ganze Schauspiel des menschlichen Leides.

HAHNEMANN hatte das Genie, auf diese Art natürliche Substanzen der Tierwelt, des Pflanzen- und Mineralreichs, zu versuchen, die in ihrer Gesamtheit unsere Umwelt konstituieren. Nun gilt der Mensch als die Krone der Schöpfung, und alles, aus dem unser Körper zusammengesetzt ist, findet sich in der Welt, die uns umgibt.

So finden die Forscher, die das feine Uhrwerk unseres Gehirns zerlegen, dort *Neurotransmitter*, chemische Stoffe, die ganz ähnlich in Pflanzen gefunden werden, z. B. die Opiate (Schlafmohn) oder das Strychnin (Brechnuß). Wir gebrauchen gewissermaßen zur Herstellung der Gedanken Substanzen, die denen in einigen Blumen verwandt sind, und dies auch nur in homöopathischen Dosen (Neurotransmitter werden in Größenordnungen von 10^{-10} mol/l in das interstitielle Gewebe ausgeschüttet, was etwa der 5. zentesimalen Verdünnung entspricht **(C 5)**).

In der »klassischen« Medizin besteht gegenwärtig ein totaler Riß zwischen der organischen Medizin, die die Organe und ihre Dysfunktionen mit Medikamenten behandelt, und der Psychologie und Psychoanalyse, die sich nur für den Gedanken, den Geist begeistern und mit Gespräch, Worten und Zeichen heilen. Die Homöopathie ist wie eine Brücke aufgespannt, um diese beiden Welten zu verbinden.

▶ Die homöopathische Arznei, zu Anfang eine materielle Substanz (die Pflanzenessenzen sind wäg- und meßbar), wird verdünnt und verschüttelt bis zu Dosen, die nicht mehr wäg- und meßbar sind, und in denen die »Materie« immer weiter schwindet, um Platz zu machen für die Botschaft, den Geist, sicherlich dank dessen, was einige mutige Forscher wie LUU, POITEVIN und BENEVISTE das **»Gedächtnis des Wassers«** genannt haben. Tatsächlich scheint das Wasser, und mehr noch eine 40%ige Alkohol-Wasser-Mischung – das »Wasser des Lebens« (eau de-vie) –, fähig zu sein, Informationen in aufgelösten Substanzen aufzuspüren, zu kopieren und zu überbringen, gerade so, wie das Eisenteil sein magnetisches Feld behält, wenn man den Magneten entfernt. Das Wasser fließt in unserem Organismus ungehindert. Es diffundiert schnell überall hin. Und wo einige »klassische« Medikamente natürliche Barrieren (Darmschranke, Blut-Hirn-Schranke) nicht durchbrechen können, es sei denn in übermäßigen und mit Nebenwirkungen behafteten Dosen, schlüpfen die homöopathischen Arzneien in winzigen, nicht toxischen Dosen hindurch.

▷ Da haben wir endlich die Lösung für das Problem der Inweltverschmutzung durch allopathische Medikamente, die zu häufig und in zu großen Mengen konsumiert werden. In zahlreichen Fällen ist die homöopathische Therapie eine gesündere und wirtschaftlichere Antwort (die homöopathischen Verdünnungen verwirklichen das biblische Bild von der Speisung der Zehntausend: ein Gramm Arnica-Urtinktur kann die gesamte Menschheit mit **Arnica C15** versorgen).

1.2 Der Geist der Arznei

Seit einigen Jahren interessiert sich eine Handvoll Homöopathen in der ganzen Welt für den *»Geist der Arznei«*, das heißt für die **psychologische Verfassung**, die in den Arzneimittelbildern zum Ausdruck kommt. Ausgehend von einer Analyse der vielfältigen Einzelsymptome einer Arznei, versucht man, den roten Faden, die Idee, die Synthese zu finden, die in einigen Worten erlaubt, alle Symptome und Eigenheiten dieser Arznei zu erklären. Genannt seien z. B. die Argentinier E. Candegabe und A. Masi, der Mexikaner S. Ortega, der Grieche G. Vithoulkas. Diese Forscher, die eine solide psychologische Ausbildung haben, sehen als maßgebliche Funktion des Menschen seine **Seele**: wenn diese in Unordnung gerät, folgt die Unordnung des Körpers auf dem Fuße.

Für jede homöopathische Arznei hat man so versucht, die **Schlüsselidee**, das **beherrschende Thema** zu bezeichnen, das das unbewußte Problem des Kranken repräsentiert. So »erscheint« nach dem Studium sämtlicher physischer und mentaler Symptome eines Kranken die homöopathische Arznei, die die **Gesamtheit** dieser **Symptome deckt**. Die Kenntnis des »Geistes« dieser Arznei gibt uns den Schlüssel zum unbewußten Konflikt dieses Patienten. Von nun an kann man ihn in seinem Körper und in seinem Geiste heilen dank der homöopathischen Arznei und dank des nun möglichen In-Worte-Fassens des unbewußten Konflikts.

So erlaubt z. B. die Auffindung von **Lachesis**, das für seine **zentrale Eifersuchtsproblematik** bekannt ist, bei einem kleinen Mädchen mit rezidivierenden linksseitigen Anginen, zum einen, mit der Familie über dieses Problem zu sprechen, um vielleicht Verhaltensänderungen herbeizuführen, zum anderen, den Organismus des Kindes mit einigen Dosen der Arznei wieder in ein Gleichgewicht zu bringen.

Das Anliegen dieses Buches ist es, in alphabetischer Reihenfolge die wichtigsten homöopathischen Arzneien vorzustellen und auf ihren **zentralen psychologischen Kern** aufmerksam zu machen. Demzufolge liegt mir nichts an einer vollständigen Aufzählung aller Symptome, die in vielen anderen Arzneimittellehren nachgelesen werden können, mein Anliegen ist die Entwicklung und Herausstellung der in der Tiefe liegenden Idee. Für jede Arznei habe ich versucht, einige typische Beobachtungen aus meiner täglichen Praxis anzugeben. Dabei geht es nicht um Selbstbefriedigung, schließlich sind die Fälle, die man vorstellt, immer Erfolge, sondern darum, die Umstände, das Ambiente, aus dem die Arzneien »entstiegen« sind, wiederzugeben.

1.3 Die Einnahme der Arznei

▶ Darf man dem Kranken **mehrere Arzneien gleichzeitig** geben?
Diese Frage hat die homöopathische Welt mächtig erschüttert und in *Unizisten*, die nur eine Arznei geben wie Hahnemann selbst, in *Pluralisten*, die mehrere komplementäre Arzneien geben, und in *Komplexisten* geteilt, die für bestimmte Problembereiche die Anwendung fertiger Mixturen zahlreicher Arzneien bevorzugen.

Die homöopathische Nachricht ist *energetischer Natur*, ähnlich derjenigen, die durch unsere eigene Stimme übermittelt wird. Spricht eine einzelne Person zu uns, ist leicht zu verstehen, was sie sagt. Sprechen einige Personen gleichzeitig, wird es schon sehr konfus, und ist es gar ein ganzer Marktplatz, wird es zum Tohuwabohu. Das erklärt, warum man nicht einfach ein bißchen von allen Arzneien geben kann, die erhältlich sind, um damit einfach alles zu heilen.

Jeder Fall muß individualisiert werden. Wenn uns auch der Unizismus als die beste Lösung erscheint, ist es doch wahr, daß die Arznei, die tatsächlich die Gesamtheit der Symptome deckt, oft schwer zu finden ist, zumal für den Anfänger. Und andererseits ist es auch wahr, daß sich einige Arzneien gut ergänzen. Mozart hat gesagt, wenn mehrere Personen miteinander sprechen wollten, müsse man sie singen lassen und alles werde Harmonie. Ohne Zweifel gibt es harmonische Verbindungen zwischen einigen Arzneien, die manchmal eine bedachte pluralistische oder komplexistische Therapie zulassen.

▷ Und schließlich: Trotz der Tausende beschriebener Arzneien ist vielleicht die, die alle Symptome des Patienten deckt, noch nicht gefunden, und es kann nötig werden, nur teilweise passende Arzneien zu geben, die eben nur einen Teil ihres Problems lösen können.

1.4 Welche Verdünnungsstufe?

Man unterscheidet, grob gesagt:

- die **tiefen Potenzen (C5–C7)**
- die **mittleren (C9–C12)**
- und die **hohen (C15–C30)**

Hinsichtlich der Anwendung:

▶ Für Krankheiten mit besonderer Betonung der **mentalen Ebene** bevorzugt man die **hohen Verdünnungen** (z. B. **Opium C15** nach einem Schreck, **Ignatia C15** nach Kummer)

▶ die **mittleren und tiefen Potenzen** sind vor allem bei eher **physischen Problemen** angezeigt (z. B. **Mercurius C7** bei einer Angina, 3× 3 Granula für 2 Tage).

Es gibt Ausnahmen, die Verschreibungspraxis ist eine hohe Kunst und von der Erfahrung des Verschreibers außerordentlich abhängig. Man stellt z. B. fest, daß bei Durchfällen die hohen Potenzen besser wirken, während die mittleren bei Husten eher in Frage kommen. Wenn man also auch sich selbst ohne große Probleme behandeln kann, ist der Rat des erfahrenen Praktikers doch in vielen Fällen notwendig.

▷ In allen Fällen gilt jedoch, daß die Arznei **nicht wiederholt** werden darf, solange die **Besserung anhält**.

Wenn ein Stocken der Heilung eintritt, kann jedoch wiederholt werden.

1.5 Einmal- oder Mehrfachgabe?

▶ Im allgemeinen wird man bei **akuten Fällen mehrmals am Tag eine Dosis** geben, während in **chronischen Fällen** nach einer **einzelnen Dosis** abgewartet wird.

Homöopathische Arzneien wirken, einem weit verbreiteten Vorurteil zuwider, **sehr schnell**. In *akuten* Fällen muß man nach Einnahme der Arznei eine **Besserung innerhalb von Minuten, höchstens innerhalb einer Stunde** erwarten, andernfalls die Arznei falsch gewählt war und eine andere zu wählen oder die Gabe von Allopathika zu erwägen ist, je nach Erfahrung des Behandlers. In *chronischen* Fällen müssen mindestens zwei Wochen bis ein Monat oder mehr abgewartet werden vor einer Wiederholung oder Änderung der Arznei.

1.6 Die Entwicklung der Krankheit

Die Homöopathie lehrt uns, daß alles im Organismus verbunden ist und daß auch die verschiedenen Krankheiten, die uns im Laufe der Zeit und an den verschiedensten Stellen befallen, untereinander durch einen logischen Zusammenhang verbunden sind. Die homöopathische Arznei ist die Materialisierung dieser Verbindung.

▶ HERING hat im letzten Jahrhundert gezeigt, daß die Krankheiten sich von außen nach innen verschlimmern und von unten nach oben, und daß Heilung im umgekehrten Sinn erfolgt.

Z. B. hat ein Baby im 6. Monat ein Ekzem, das mit Salben behandelt wird. Mit 12 Monaten wird eine Otitis mit Antibiotika behandelt, dann werden adenoide Wucherungen abgetragen. Im Alter von 20 Monaten tritt eine asthmoide Bronchitis auf, mit 2½ Jahren Fieberkrämpfe. Unter einer guten homöopathischen Behandlung erwartet man das Verschwinden der Krämpfe und der Bronchitis, aber das Wiederauftreten einer Otitis, die nach homöopathischer Behandlung einem Kopfekzem Platz macht, schließlich einem Fußekzem. Jetzt sind bei diesem Kind keine gesundheitlichen Störungen mehr zu erwarten.

1.7 Einige Worte zur psychomotorischen Entwicklung des Kindes und zu den HAHNEMANN'schen Miasmen

HAHNEMANN hat drei Arten der Krankheitsdisposition beschrieben, die am Anfang aller unserer chronischen Krankheiten stehen und die er **»Miasmen«** nannte:

die **PSORA** die **SYKOSE** und die **SYPHILIS**

FREUD beschrieb drei Stadien der psychomotorischen Entwicklung des Kindes:

das **ORALE** das **ANALE STADIUM** und den **ÖDIPUSKOMPLEX**

Diese beiden Konzepte lassen sich einander annähern, basieren sie doch beide auf der Sexualität, im weitesten Sinne als primitive Lebenskraft verstanden, die das Leben gegen den Tod erhält und dieses unglaubliche Kartenhaus namens »Mensch« errichtet und erhält.

Bei der Zeugung entsteht durch die Fusion der beiden Gameten die erste Zelle, die Zygote, mit dem väterlichen und mütterlichen Erbgut. Zahllose Umstände beeinflussen bereits hier die Wahl dieses oder jenes Eis, dieses oder jenes Spermatozoiden, Einflüsse kosmischer Natur, beschrieben durch die Astrologie, emotionelle Einflüsse während des sexuellen Aktes, der in einer harmonischen, leidenschaftlichen oder gewalttätigen Atmosphäre erlebt wird.

In der Folge entwickelt sich das Baby im Bauch der Mutter, wo ihm nichts fehlt, was es zum Leben braucht: Sauerstoff, Wärme, Nahrung (durch die Nabelschnur), und es durch das wässerige Milieu gut geschützt ist.

Dennoch ist auch dort nicht alles rosig, weit gefehlt. Man weiß, daß der Embryo vieles wahrnimmt, ohne Möglichkeit eines Einflusses oder der intellektuellen Verarbeitung: ein starkes Gefühl der Mutter, ein plötzlicher Laut, das Kohlendioxid der Zigarette usw.

Dann kommt die Geburt mit allem, was über dieses notwendige Trauma geschrieben worden ist, über diese erste Entwurzelung. Auf einen Schlag erfährt das Baby Kälte, Hunger, Sauerstoffmangel. Die Todesangst in diesem Stadium konstituiert die **psorische** Angst. Das Kind befindet sich im *oralen Stadium*. Es besteht eine enge Fusion mit der Mutter, eine unendliche, aber egoistische Liebe, die eingefaltet bleibt. Vergnügen machen die zärtliche Berührung (das ekzematöse Kind fordert davon mehr auf dem Umweg über die Hautpflege), das Atmen (das Asthmakind behält alle Luft bei sich aus Furcht, sie zu verlieren, und verkrampft sich dabei), das Saugen (das dicke Kind stopft sich voll).

Im Alter von 6 Monaten zeigt das Wachstum der ersten Zähne den Eintritt in den zweiten Teil des oralen Stadiums an, das *oral-sadistische Stadium*. Man kann beißen, aber auch gebissen werden, weh tun und Weh haben.

Im Alter von 18 Monaten erlaubt die psychomotorische Entwicklung den Gang und die vollständige Kontrolle der Sphinkteren, die Aneignung des Eigentums. Dies ist das *anale Stadium* der Psychoanalyse, welches mit der HAHNEMANN'SCHEN **Sykosis** korrespondiert.

Man kämpft nun mit der Kontrolle der Ein- und Ausgänge gegen die **psorische Angst** des Mangels. Daherrührend ein Übermaß des Zurückhaltens, eine mögliche Überladung und »Verstopfung«. Dieses Stadium ist auch dasjenige des Gesetzes. Man kann sauber oder schmutzig sein, geben und nehmen, gehorchen oder nicht gehorchen. Die Härte des Gesetzes wird zur *Obsession* (**Nitricum acidum**).

Abwesenheit des Gesetzes bedeutet **Anarchie**, und Anarchie auf zellulärer Ebene bedeutet *Krebs*. Krebs ist typischerweise eine Krankheit des analen Stadiums. (Man kann hier an GEORGES BRASSENS erinnern, der schrieb: »Tod den Gesetzen, es lebe die Anarchie!« und dann an Krebs starb, weil seine Zellen den Rat befolgten.)

- Das *anale Stadium* ist für die Psychoanalytiker auch dasjenige der Problematik des Geldes und der zwischenmenschlichen Beziehungen in diesem Zusammenhang. Schließlich gibt es auch eine *anal-sadistische Phase* mit dem Sadomasochismus.
- Zwischen 4 und 7 Jahren entsteht der *Ödipus-Komplex*. Das Kind muß einsehen, daß es jemanden gibt, der in die symbiotische Beziehung zur Mutter einbricht. Das ist der Vater, der so zum »Botschafter der Gesellschaft« wird und das Kind auf »die anderen« hin orientiert bis hin zur »kosmischen« Liebe, zu der die großen Eingeweihten gelangen (Durch den Vater verliert man die Mutter). Dieses Stadium definieren die Homöopathen als **Syphilis**. Man möchte alles zerstören und man baut in höchst wackeliger Form wieder auf.
- In der Pubertät durchläuft man diese drei Stadien noch einmal. Der Teenager zeigt häufig ein Verhalten vom *oralen Typus* (Bulimie oder Anorexie); dann erscheinen *anale* (Obsession, Anarchie) und *ödipale Verhaltensweisen*.
- Beim erwachsenen Individuum ist noch nicht alles vorbei, sondern es gibt noch einmal »Durchgänge« mit unseren Kindern, die uns unsere Kindheit noch einmal erleben lassen und uns unser Unterbewußtes im Reinzustand vorführen (die Erwachsenen zeugen Kinder, die auf dem selben energetischen Niveau sind wie sie selbst; studiert man die Kinder, lernt man die Eltern kennen).
- Im Alter ist eine gewisse Heiterkeit der Lohn für das erfolgreiche Passieren aller dieser Stadien, dafür, nicht auf die Materie hereingefallen zu sein. Denn wenn der Körper langsam seine »Materie« verliert im Laufe der physischen Degeneration, der niemand entkommt, soll dieser Prozeß als eine Einladung verstanden werden, sich von der Materie zu entfernen. Der Homöopath zeigt uns den Weg: je weniger Materie, desto mehr Energie liegt in unseren kleinen Dosen, wenn ihre Verdünnung und Verschüttelung korrekt war.
- Unglücklicherweise bevorzugt die Mehrheit unserer Zeitgenossen die prächtige Sackgasse der Materie. Während sie ihr Fleisch dahinschwinden sehen, umgeben sie sich mit allem, was gut und teuer ist und mauern sich einen Panzer, an dem sie ersticken. KUNGFUNGZE schrieb, zwei Jahrhunderte vor Christi Geburt: »Im dritten Teil des Lebens hüte man sich vor der Ansammlung von materiellen Gütern.«

1.8 Rechte Seite, linke Seite

Auf der Erde regiert die **Dualität**. Sie ist der Materie eingeschrieben in Form ihrer Doppelnatur als Welle und Teilchen, wie es uns die Atomphysik lehrt. Auch der Mensch unterliegt dieser Regel.

- So hat er eine **linke Hirnhälfte**, die mit der **rechten Körperseite** korrespondiert und den konkreten mathematischen Gedanken, die Kraft, die väterliche Seite (den *Pascal'schen »Geist der Geometrie«*) repräsentiert,
- und eine **rechte Hälfte**, verbunden mit der **linken Körperseite**, die den künstlerischen Gedanken, das Emotionelle, Mütterliche vorstellt (den *»Geist des Feinsinns«* nach PASCAL).

Man findet diese Dualität auch in der Medizin:

- die **rechte Seite** entspricht der **Allopathie**,
- die **linke** den **»alternativen« Medizinen**, darunter der Homöopathie.

Der Arzt muß beide Seiten gebrauchen lernen, je nach Fall. Den Patienten, die mich fragen, ob ich auch Antibiotika verschreibe, zeige ich meine beiden Hände: die Rechte, zur Faust geballt, ist zum Zuschlagen gemacht, die linke, Handfläche nach oben, zum Streicheln. Wenn man zärtlich sein kann, ist es besser, doch manchmal muß man zuschlagen. Die Anstrengung des Mannes, von Kind auf an zur Hypertrophie der rechten Seite (der »Macho«-Seite) erzogen, sollte es sein, die linke, feinere, weibliche Seite zu entdecken und zu kultivieren. Für die Frau gilt das Umgekehrte.

1.9 Die Gesellschaft

Man könnte die soziopolitischen Daten aus den psychophysiologischen Gegebenheiten genau ableiten. Die menschliche Gesellschaft ist letztlich ein Abbild der Zellgesellschaft, die unseren Körper bildet. Es gibt dort eine rechte Seite, eine linke Seite (wie könnte man auf das eine oder andere verzichten?). Auf unserem Planeten sind noch viele Menschen im *oralen Stadium* (Was werden wir heute essen?) und betroffen von Krankheiten der *oralen Phase* (Hautkrankheiten: Krätze, Lepra, Lungenkrankheiten, Tuberkulose z. B.).

▷ Unsere westlichen Gesellschaften befinden sich im *analen Stadium*: vielfältige Kontrollen (Informatik), Bedeutung des Geldes, mit den entsprechenden Krankheiten (Übergewicht, Hypertonie, kardiovaskuläre Krankheiten, Krebs). Man sieht die *ödipale Phase* hervorscheinen mit ihren Deviationen (Homosexualität, exzessive Befreiung der Sexualität mit den sexuell übertragbaren Krankheiten, AIDS) und ihrer Sehnsucht nach der unendlichen kosmischen Liebe (Drogen sind ein pervertierter Ausdruck dieser Liebe).

1.10 Das höhere Ziel unserer Existenz

Noch ein Wort zur Spiritualität.
Einige Homöopathen haben den gedanklichen Sprung von der **ödipalen Trinität** (Vater, Mutter, Kind), der **miasmatischen Trinität** (Psora, Sykosis, Syphilis) zur **göttlichen Trinität** gewagt. Auf dem Gebiet der Medizin gibt es immer wieder Fälle, die nur gelöst werden können unter Berücksichtigung dieser spirituellen Dimension, nur, wenn man die Beziehungen des Menschen zu seinem Schöpfer untersucht. HAHNEMANN schreibt, daß »unser inwohnende, vernünftige Geist sich dieses lebendigen, gesunden Werkzeugs (des Körpers) frei zu dem höheren Zwecke unseres Daseyns bedienen« können solle. Das ist ein Ziel, das alle unsere inneren Kämpfe rechtfertigt und auf das wir unseren Willen richten mögen. Dieses Ziel muß erst einmal vor Augen stehen! Oft geschieht dies im Verlauf einer tiefgehenden spirituellen »Queste«, die uns von den zentripetalen egoistischen Kräften loslassen und zu einem zentrifugalen altruistischen Strahlen finden läßt.

1.11 Die Reife

Wir beenden diesen ersten Teil mit einem Blick voller Hoffnung: unsere Welt geht ihrer Reife entgegen. Internationale Organisationen entstehen, häufig mit karitativen Zielen (*Frères des Hommes, Amnesty International, Homöopathen ohne Grenzen* u. a.).
Die modernen Kommunikationsmöglichkeiten bringen alle Menschen in engen Kontakt miteinander. Setzen wir darauf, daß wir bald alle erwachsen sein werden und in Harmonie auf der ganzen Welt zu leben wissen. Möge dieses Buch seinen bescheidenen Beitrag bei unserem mühsamen Aufstieg zur Erkenntnis leisten!

II.
Die Arzneien: Kleine Mittel und Polychreste

Abrotanum
Der Vampir

- Bekannt durch seine Wirkung bei Marasmus von Kindern, mit Nasenbluten und, beim Jungen, Hydrozele.
- Die Arznei ist ebenso wirksam bei der Pylorusstenose: der Schließmuskel am Magenausgang hypertrophiert, nichts geht mehr durch. Das passiert hauptsächlich bei männlichen Babys im Alter von ein bis zwei Monaten.
- Abrotanum wird auch gebraucht bei Blutungen aus dem Nabel der Säuglinge.
- Beim Erwachsenen beobachtet man ein Alternieren zwischen hyperurikämischer Krise und akuten Hämorrhoiden.

Auf psychischer Ebene handelt es sich um Individuen, die ihre Umgebung »anzapfen« wie Vampire, indem sie die Energie ihres jeweiligen Gegenübers aufnehmen und den anderen buchstäblich ausgepumpt zurücklassen. Es sieht so aus, als nähmen sie ihre Energie nicht, wie alle anderen, aus dem Darm, als Ergebnis der Verdauung, sondern schalteten sich direkt, durch Magnetismus, auf die Energien, die von den sie umgebenden Personen ausströmen.

Beobachtung

Das brüllende Baby

Bei einer Neugeborenenvisite in der Klinik warnen mich die Schwestern bei meiner Ankunft: »Doktor, es ist unglaublich, dieses Kind erschöpft uns alle mit seinem durchdringenden Gebrüll.« Das schreiende Neugeborene beruhigt sich augenblicklich, sobald es meine untersuchenden Hände berühren, und ich fühle tatsächlich eine gewisse Erschöpfung. Überdies bemerke ich den nässenden Bauchnabel.

▶ Mit einer Dosis **Abrotanum C15** finden das Kind … und seine Umgebung Ruhe und Gelassenheit zurück.

(A)

Aconitum napellus
Die Sphinx

▷ Aconit ist sicher eines der am **häufigsten verschriebenen Akutmittel** in der Homöopathie.

- Diese Arznei ist jedesmal angezeigt, wenn das Kind einem plötzlichen, heftigen Streß ausgesetzt ist, sei dieser physischer (Unterkühlung, kalter Wind) oder psychischer Natur (Schreck, Furcht). Dies führt zu einem unmittelbaren massiven Energieverlust, in dessen Folge alle möglichen Leiden auftreten können (akute Laryngitis, Bronchitis, Diarrhoe). Charakteristischerweise sind diese Beschwerden von großer Angst und Unruhe begleitet und treten vor Mitternacht (23–24 Uhr) oder seltener vor Mittag auf. Das Kind hat häufig hohes Fieber ohne Schweiß. Der Held im Angesicht der Sphinx muß schnell die Antwort auf die Frage finden, sonst bedeutet es Tod.

Seit Hahnemanns Zeiten wissen wir, daß Aconit auch eine gute chronische Arznei ist. Es entspricht Leuten, die eines vergangenen Tages einen fürchterlichen Schreck bekommen haben. Der Tod hat bei ihnen angeklopft. Er kann wiederkommen. Diese Menschen versuchen alles, um gewappnet zu sein. Alles muß vorhergesehen werden, alles muß man wissen. Die Furcht, die Angst vor einem jederzeit möglichen Tod treibt Aconit zum Studium, zum Wissen, sogar zur Hellsicht, und dies alles mit einer gewissen Hetze und Überstürzung, denn es geht ja ums nackte Leben. Dieses Individuum kann so z.B. Arzt oder Feuerwehrmann werden, um für jede Eventualität gerüstet zu sein.
Die schlimmsten Momente für Aconit sind die, die ihm den unvermeidlichen Weg zum Alter und zum Tod in Erinnerung rufen: die Geburtstage, die Feiertage, die den Rhythmus der verfließenden Zeit trommeln.

Beobachtungen

Pauline hat akute Laryngitis

Pauline ist 5 Monate alt, als ihre Eltern sie in die Ferien auf die Balearen mitnehmen, um sie in diesem Alter nicht eine Woche bei jemand anders lassen zu müssen. Innerhalb eines Kontextes von Nervosität – Fliegen mit so einem kleinen Kind – ist das Kind plötzlich einem heftigen Klimawechsel ausgesetzt (feuchte Wärme auf dem Flughafen von Nizza, kühle, trockene, klimatisierte Atmosphäre im Flugzeug). Bei der

Ankunft hustet das Kind etwas rauh. Eine Viertelstunde vor Mitternacht dann plötzliches Erwachen, Erregung, schwere Atmung, bellender Husten. Eine akute Laryngitis.

▶ Das Kind beruhigt sich einige Minuten später, nachdem es aus dem Fläschchen **3 Granula Aconit C5**, aufgelöst in Wasser, erhalten hat.

Julien stottert, seit …

Julien ist 3 Jahre alt und spielt friedlich im Sandkasten, als er plötzlich hinter sich etwas spürt. Er dreht sich um und sieht sich Nase an Schnauze mit einem großen streunenden Schäferhund. Seither stottert er.

▶ Eine Dosis **Aconit C15** bringt alles in Ordnung.

Der erfolgreiche Journalist und der Tod

Ein bekannter Journalist stellt sich einem Interview. Er erzählt, wie er, noch sehr klein, seine beiden Eltern bei einem Bombardement verliert. In der Folge entkommt er selbst in den Kriegswirren einige Male nur knapp dem Tod. »Ich war ein kleiner Bub in einem Universum des Todes.« Er versteht schnell, daß er nur auf sich selbst zählen kann, denn »es ist eine herrliche Chance, am Leben zu sein.« Aber der Gedanke an den Tod verfolgt ihn … »Es vergeht kein Tag seit 20 Jahren, an dem ich nicht an den Tod denke, und ich kann Ihnen sagen, daß das im allgemeinen morgens der Fall ist, gegen 11 Uhr, 11 Uhr 30.« Tatsächlich werfen ihm einige Menschen vor, immer zu sehr in Eile zu sein und diese unangenehme Art von Leuten zu haben, die alles wissen …

Aesculus hippocastanum

Die Hämorrhoiden

- Eine Arznei, die bekannt für ihre Wirkung auf Hämorrhoiden ist. Man wendet sie **innerlich (C7)** oder **äußerlich (4%-ige Aesculus-Salbe)** an.
- Das Bild ist das einer allgemeinen venösen Stase mit purpurroten Varizen sogar in den Augen.
- Die Kranken sind reizbar und depressiv. Sie klagen über Rückenschmerzen und häufig über Schnupfen mit ständigem Niesen.
- Was den rektalen Schmerz betrifft, stelle man sich eine Kastanie mit ihrer Stachelschale vor und versetze sie in der Phantasie an diesen scheußlichen Ort …

A

Aethusa cynapium

Mutter und Kind verstehen sich nicht

- Die Arznei paßt für Babys, die ohne Unterlaß schreien und deren Mütter ihnen ohne Unterlaß zu trinken geben. Alle Stunde oder alle zwei Stunden an der Brust wird das Kind vollgestopft und hat dann jede Menge Verdauungsprobleme: Koliken, Erbrechen von geronnener Milch usw. Der Schlüssel zum Verständnis der Arznei liegt in der fehlenden Kommunikation zwischen Mutter und Kind. Das Kind schreit, die Mutter weiß nicht, was ihm fehlt, ängstigt sich und legt das Kind an die Brust oder greift zum Fläschchen.
- Das Kind kann in der Folge eine Milchintoleranz entwickeln bis zur Allergie, Durchfallepisoden, besonders im Sommer, mit fehlendem Durst (was sehr paradox ist: normalerweise führt die Dehydratation zum Durst).
- Die Arznei paßt ebenso für Studenten, die mit allem möglichen Wissen vollgestopft werden und plötzlich heftigen Ekel gegenüber jeglichem Studieren verspüren.

Beobachtung

Dreimonatskoliken quälen Melanie

Melanie, 3 Wochen alt, wird mir mit einem Bild das an Dreimonatskoliken erinnert, vorgestellt. Das Kind will ständig an die Brust, dann streckt es sich krampfhaft, schreit, erbricht. Seine ersten Lebenstage sind für alle die Hölle. Andere homöopathische Arzneien sind schon ohne Erfolg gegeben worden. Bei der Erwähnung der viel zu häufigen Mahlzeiten (8 bis 10 am Tag) denke ich an Aethusa und frage die Mutter, ob sie sich immer gut verstünde mit ihrem Sprößling. »Ich weiß nicht, was sie will, ich geb ihr dann die Brust«, sagt sie.

▶ **Aethusa C15 wird der Mutter gegeben** (die Arznei gelangt in die Muttermilch und heilt Mutter und Kind). Am nächsten Tag ist alles gut, das Kind will nur noch sechs mal an die Brust, die Verdauungsbeschwerden sind verschwunden.

Agaricus muscarius
Der Ungeschickte

▷ Der Schlüssel der Arznei liegt in ihrer **Ungeschicklichkeit**.

- Als sei da ein Ungleichgewicht zwischen der Lebenskraft und dem Körper, den sie belebt. Entweder, weil die Lebensenergie normal ist, der Körper aber irgendwie behindert, oder weil das Individuum zwar einen normalen Körper besitzt aber eine zu intensive vitale Energie.
- Diese Arznei paßt also häufig auf **behinderte Kinder** (nach perinatalen Traumen beispielsweise), die Rückstände in der Entwicklung aufweisen (Gang, Sprechen), manchmal auch auf gesunde Kinder, die an den Folgen mentaler oder physischer Überbeanspruchung leiden. Sie stürzen sich in Aktivitäten, denen ihr Körper nicht gewachsen ist. Agaricus ist z. B. eine Arznei für den Tennisellenbogen (zu hart zugeschlagen) oder die Muskelzerrung des Sportlers.

Anmerkung: Patienten, die dieser Arznei »verdächtig« sind, berichten häufig von sog. **»out-of-body«-Erfahrungen**. Diese Leute besitzen oft einigen Gefühlsreichtum, der sich in Gedichten Ausdruck verschaffen kann.

Beobachtungen

Tennisellenbogen eines aktiven Freiberuflers

Joël, 38 Jahre, vielbeschäftigter Freiberufler. Zur Entspannung spielt er Tennis, wo er einiges Niveau erreicht hat. Doch seit zwei Jahren hindert ihn eine chronische Tendinitis (Tennisellenbogen) an der Ausübung seines Freizeitvergnügens. Verschiedene Behandlungen ergeben nichts. Er ist deprimiert.

▶ Ich rate ihm eines Tages zu **einer Dosis Agaricus C15**.

Acht Tage später ruft er an, ganz fröhlich, um mir zu sagen, daß er wieder Tennis spielt. Seiner Frau vertraut er an, er habe bemerkt, daß er sich in allen Bereichen zu hohe Ziele gesetzt hatte, die er nicht erreichen konnte.

Ein völlig erschöpfter homöopathischer Arzt

Mohammed ist ein indischer Homöopath, der sich in seiner Klinik mit 40 bis 50 Kranken täglich völlig verausgabt. Eines Abends bekommt er heftige Kopfschmerzen, und als er heimfahren will, zittert seine Hand so sehr, daß er den Schlüssel nicht ins Türschloß bekommt. **Sofortige Besserung durch Agaricus.**

A

Agraphis nutans

Die adenoiden Wucherungen

- Gute Verschreibung bei Kindern, die sich ständig schneuzen oder husten, weil sie »Polypen« haben.
- Man findet große Mandeln, eine Verringerung des Hörvermögens **(Iodum)**, einen Rückstand der Sprachentwicklung.
- ▶ **Verabreichung in der C5**, 3 Granula jeden Morgen während einiger Tage.
- Ein kleines hinweisendes Symptom: das Kind atmet mit offenem Mund und »sabbert« **(Syphilinum, Mercurius)**.

Ailanthus glandulosa

Die schwere Angina tonsillaris

- ▷ Eine Arznei für eine schwere Streptokokkenangina, die gegeben werden kann in Erwartung des Abstrichergebnisses.
- Das klinische Bild zeigt einen hochentzündeten, dunkelroten Rachen, braune, trockene Zunge, in die Ohren ausstrahlende Schmerzen beim Schlucken, scarlatiformes Hautekzem.
- Eine Antibiotikatherapie nach Antibiogramm kann nötig werden, falls keine schnelle Besserung eintritt.
- Bei Streptokokkeninfektionen ist eine *Antibiose* angezeigt, wenn der Zustand sich nicht rasch bessert (Normalisierung der BSG) oder, um die Umgebung zu schützen, wenn der Kranke schnell wieder in größere Gesellschaft kommen soll (Schule z. B.).

Allium cepa

Die Zwiebel

- Beim Zwiebelschälen werden einem sofort die Symptome klar, die diese Arznei in homöopathischer Dosis heilen kann.
- Eine gute Arznei für Leute, die uns konsultieren mit roter Nase und einer vom scharfen Ausfluß roten Oberlippe.
- Die Augen sind feucht, die Tränen sind aber milde, nicht scharf wie bei Euphrasia.
- ▷ Sehr nützlich bei **Schnupfenepidemien** im Herbst oder für **Heuschnupfensymptome** im Frühling mit Besserung durch Kälte.
- Man beobachtet häufig auch einen Kitzelhusten, der aus dem Larynx zu kommen scheint.

Alumina

Der Vertrocknete

- ▷ Eine tiefwirkende Arznei für empfindliche Kinder, die mit zu **unnatürlicher Ernährung** und unter **künstlichen Lebensbedingungen** aufwachsen: Konserven, künstliches Licht usw.
- Aluminium ist ein hydrophobes Metall.

Ein Mensch der Alumina braucht, wird trocken, psychisch wie physisch verstopft. Er lacht nie (A-lumen: der Mensch ohne Licht, ohne das Wasser des Lebens).

- Auf der Ebene der Symptome fallen seltsame Eßverlangen auf (Erde, Kreide). Kartoffeln werden nicht vertragen.
- Man findet Verstopfung mit harten, trockenen, knolligen Stühlen und Inaktivität des Rektums (auch weiche Stühle gehen nicht ab).
- Weiter trockener Husten mit zähschleimigem Katarrh, der aus den Choanen tropft, sowie Heiserkeit. Verschlimmerung der Symptome am Morgen. Häufige Anginen.

Bemerkenswert sind noch folgende Symptome: häufiges Empfinden von elektrischer Entladung beim Berühren von Gegenständen, phobische Angst vor Messern und anderen scharfen Sachen, mit denen man sich oder andere verletzen könnte.

Ambra grisea

Die Leute fressen mich auf

▷ Eine Arznei für **»Reaktionsmangel«**:

- Chronische Rhinitis mit gräulichem Ausfluß, Asthma, auch schwer, bei dem auch gut indizierte Arzneien versagen. Die Asthmakrisen treten nach Zeiten intensiver Erregung auf. Ein Kleinkind von 18 Monaten, das nicht auf den Topf gehen möchte, sondern sein Geschäft an irgendeiner dunklen Stelle des Hauses im Verborgenen verrichtet.
- Überarbeitung bei Personen, die der Öffentlichkeit ausgesetzt sind (Freiberufler z. B.).

▶ Der Schlüssel der Arznei liegt in einer **Angst**, die mit dem Übergang vom *oralen* zum *analen Stadium* verbunden ist, wie Freud es beschrieben hat.

- Das Neugeborene bleibt bis etwa zum Alter von 18 Monaten in einem symbiotischen Zustand mit der Mutter, wo sich die ganze Lust ums Saugen dreht.
- Im zweiten Teil dieses oralen Stadiums, wenn die Zähne erscheinen, kann das Kind beißen, versteht aber im Gegenzug auch, daß es gebissen und verschlungen werden kann. Daher die »Oral-sadistisch« genannte Angst, die sich ausdrückt in der Angst vor dem bösen Wolf oder dem Menschenfresser.
- Schließlich tritt das Kind in das anale Stadium ein, wo die Lust aus der Kontrolle erwächst, in erster Linie der der Sphinkteren. Ambra grisea entspricht einem Baby, das in dieses anale Stadium mit einer großen Angst vor dem Verschlungenwerden eintritt und sich weigert, auf den Topf zu gehen, aus Furcht, daß man ihm einen Teil seiner selbst mit dem Stuhl wegnimmt.

In der Folge wird Ambra jemand, der sich weigert, zu geben, aus Furcht, zu verarmen. Er erträgt weder die Umgebung, noch Gesellschaft, Konversation, Lachen, Musik, Licht. »Die Leute fressen mich auf«, sagt er. Alles wendet sich zum Guten, wenn er lernt, sich Grenzen zu setzen (z. B. der Arzt, der seine Praxis besser organisiert, um nicht ständig am Telefon gestört zu werden) und an dem Tag, wo er den biblischen Satz versteht. **»Gebt, auf daß euch gegeben werde.«**

Beobachtungen

Carole hat Asthmaanfälle

Carole hat ihren ersten Asthmaanfall am Tage ihres 3. Geburtstags. Ihre Mutter hatte ihr, ohne ihr Wissen, eine Überraschungsfete ausgerichtet. Seither leidet sie unter schwerem Asthma mit Anfällen, die drei Tage lang dauern und für die kein Mittel zu greifen scheint. Ihr Lieblingsspiel: mit ihrer kleinen Schwester »Wolf spielen« (»Ich fresse dich.«).

▶ Geheilt im Alter von 7 Jahren durch **Ambra grisea**, schenkt sie mir eines Tages eine Schachtel Pralinen, die sie von ihrem Ersparten gekauft hat.

Nathalie geht nicht auf den Topf

Nathalie, 18 Monate alt, weigert sich, auf den Topf zu gehen, versteckt sich in den Winkeln des Hauses, um sich zu erleichtern, und macht in der Nacht ins Bett. Das Lieblingsspiel der Mutter ist es, beim Windelwechsel Finger und Zehen zu knabbern und zu sagen: »Ich freß dich, ich freß dich.«

▶ Völlige »Stubenreinheit« nach **einer Dosis Ambra grisea** für Mutter und Kind.

Ein Architekt erträgt seine Klienten nicht mehr

Roger, 37 Jahre, ist ein überarbeiteter Architekt, der seine Klienten nicht mehr erträgt und von erheblichen finanziellen Sorgen gequält wird mit einer übersteigerten Furcht, mit leeren Händen dazustehn, was ihn zu nur noch mehr Arbeit treibt. Nie macht er Ferien, treibt keinen Sport mehr … »Die Leute fressen mich auf«, vertraut er mir eines Tages an. Nach **einer Gabe Ambra grisea** organisiert er sein Leben besser, nimmt sich Zeit für Hobbys und die Familie, läßt sich eine Geheimnummer für sein Privattelefon geben, alles zur größten Freude der Familie. Im Büro stört ihn die Sekretärin nicht mehr alle 5 Minuten und stellt Gespräche nur in günstigen Momenten durch. Kurz, er kann wieder effizient arbeiten.

Antoine will nicht auf den Topf

Antoine wird zu mir im Alter von 18 Monaten wegen häufiger Rhinopharyngitiden gebracht. Ich notiere in der Karte, daß er nicht auf den Topf gehen mag, beachte es aber damals nicht. Nach anderen Symptomen verschreibe ich **Calcarea** und **Tuberculinum**, ohne Erfolg. Die Eltern geben auf, und ich sehe das Kind erst im Alter von 7 Jahren wieder. Die Schnupfenepisoden und Otitiden haben nach Abtragung von Polypen aufgehört, seit zwei Jahren aber besteht ein ausgeprägter Tic im Gesicht.

▶ Ich sehe in der Karte meine erste Beobachtung und verschreibe **Ambra grisea**, die den Tic schnell verschwinden läßt, obwohl zahlreiche Behandlungen, darunter eine Psychoanalyse, daran gescheitert waren.

Ⓐ

Anacardium orientale

Die Wahl

▷ Das Leben ist eine Folge von Entscheidungen. Für die Kinder z. B. klein zu bleiben oder groß zu werden. **Anacardium kann sich nicht entscheiden**, daher seine Langsamkeit, sein ständiges Zögern.

- Der Charakter ist schwierig. Soll man besser ein Engel oder ein Dämon sein? Anacardium-Eltern sind Opfer ihrer Entscheidungsschwäche, sie wechseln ständig den Arzt, den Babysitter, die Wohnung, immer auf der Suche nach etwas Besserem, aber immer unzufrieden, immer dabei, das, wogegen sie sich entschieden haben, zu bedauern. Vom Homöopathen fordern sie Antibiotika, und beim Schulmediziner nörgeln sie, daß er zuviele gäbe und ob sich nicht etwas »Sanfteres« finden ließe!
- Auf physischer Ebene fällt die Besserung der Symptome durch Essen auf, die Warzen auf den Handflächen und an den Fußsohlen, das Ekzem.
- Es ist auch eine Arznei für das Lampenfieber beim Studenten, der nicht weiß, welches Thema er wählen soll, welche Antworten geben (Multiple-choice-Fragen sind die Hölle für ihn!).

Anacardium ist auch eine Arznei für die Sehnsucht (»Wonach sehne ich mich eigentlich«, fragt sich Anacardium, der ständig von mehreren Möglichkeiten gevierteilt wird.).

Beobachtungen

Clémentine hat ein generalisiertes Ekzem

Clémentine hat seit dem Alter von zweieinhalb Monaten ein generalisiertes Ekzem. Die Eltern bringen sie mir im Alter von 9 Monaten. Beim Blick in das Vorsorgeheft bemerke ich, daß nicht weniger als fünf Ärzte bereits wegen dieses Ausschlags aufgesucht worden sind. Ich frage die Mutter, ob es da ein Problem gibt mit der Entscheidung für einen Arzt. Der Ehemann bricht in Gelächter aus und erzählt, daß man gerade aus einem Bekleidungsgeschäft komme, wo seine Frau einen Haufen Kleider anprobiert habe, sich nicht entscheiden habe können und sie schließlich, ohne irgend etwas zu kaufen, gegangen sei.

▶ Ich verschreibe **eine Gabe Anacardium C15**.

Einen Monat später hat sich der Zustand des Babys um 80% gebessert (ich bin der erste

Arzt, zu dem sie ein zweitesmal gehen). Seitdem sind drei Jahre vergangen, das Ekzem ist verschwunden, und dem Kind geht es gut.

Jérôme interessiert sich scheinbar für nichts

Jérôme ist 10 Jahre alt und wird mir vorgestellt, weil er in der Schule nichts täte, er sei sehr langsam und interessiere sich scheinbar für nichts. Eine psychologische Untersuchung zeigt ein deutliches Ambivalenzproblem auf dem Gebiet der Gefühle. Die Psychologin stellt die Hypothese auf, der Junge habe einen Zwillingsbruder gehabt, der in utero gestorben sei.

- ▶ Auf dieser Grundlage verschreibe ich **Anacardium C15**, was das Verhalten des Jungen in der Schule völlig verändert.

Eine Mutter von Zwillingen kann sich nicht entscheiden

Zwei Zwillinge von 3 Monaten werden zu mir wegen Koliken und Dyspepsien gebracht. Plötzlich, während der Unterhaltung, fangen beide Babys an zu weinen. Ich beobachte die Mutter, die offensichtlich zögert: »Welches von beiden nehme ich zuerst?« Sie gesteht mir, daß sie zuweilen 10 Minuten vor den Bettchen stehe, ohne sich entscheiden zu können, und fängt plötzlich ebenfalls an zu weinen.

- ▶ **Eine Gabe Anacardium C15 (für Mutter und Kinder)** bringt alle Beschwerden zum Verschwinden.
- ▶ Anacardium ist eine sehr nützliche Arznei in Familien, in denen **Zwillingsgeburten** stattgefunden haben.

Anantherum muricatum

- Extreme Eifersucht, begleitet von enthemmter Sexualität bei Personen, die sich auf bizarre und groteske Art kleiden.
- An Hautsymptomen sieht man verkrüppelte, kränkliche Nägel, Übelkeit erregenden Fußschweiß **(Silicea)** sowie Abszesse und Herpes.

Angustura vera

Die Brücke

▷ Dies ist eine Arznei für **Rheumatismus** mit Knacken der Gelenke bei **übersensiblen Personen** mit einem besonderen **Verlangen nach Kaffee (Nux vomica).**

- Nach E. Valero scheinen Angustura-Patienten wie von einer Art Schwindel ergriffen, wenn sie »über das Wasser« gehen, von der Furcht gepackt, unterzugehen. Die Brücke symbolisiert den Weg von einem Ufer zum anderen, den Übergang zwischen zwei Zuständen oder Sehnsüchten, die miteinander in Konflikt stehen (Geht es? Bricht es?). Sie müssen den Fluß der täglichen egoistischen Wünsche überqueren und an das andere Ufer gelangen, zum Paradies. Sie brauchen Kaffee, um sich zu ermuntern und diese mythische Aufgabe zu lösen.
- Für Masi zweifelt Angustura an seiner geistigen Macht über seine willkürliche Muskulatur. Andererseits möchte er sein Glück mit seinen natürlichen Kräften machen, die sich ihm aber versagen (Blockade durch Arthrose). Also zählt er auf seine Stimulantien (Kaffee), die er im Übermaß verbraucht.

Es sind Menschen, die immer enttäuscht sind, sobald sie ans Ziel kommen, sobald sie haben, was sie haben wollen. Sie müssen lernen, daß das Glück nicht in den Gütern dieser Welt zu finden ist und nicht in der Hypertrophie des Ich. Sie müssen das Glück in der Verwirklichung der Güter der Seele finden, sie müssen »Schätze im Himmel sammeln«.

Anthracinum

▶ In **hoher Verdünnung (C15)** zu geben bei **rezidivierenden Karbunkeln**.

- Ein kleines hinweisendes Symptom: es sind Leute mit großer Angst vor Autos, sie verhalten sich so, als würden alle Autos direkt auf sie zufahren.

Antimonium crudum
Der Freßschlumpf

- Das Kind ist ständig damit beschäftigt, was es zu essen gibt. Mit dem, was es gerne mag, kann es sich buchstäblich vollstopfen. Es kann richtiggehend fett werden und an Verdauungsbeschwerden leiden, die nur durch sein Überessen verschuldet sind.
- Es ist reizbar, verträgt weder berührt (sehr kitzelig, unmöglich, es zu untersuchen), noch angesehen zu werden.
- Sentimental (vorzugsweise bei Vollmond), ein Dichter zuweilen, neigt es ebenso zum Schmollen und zur Faulheit, besonders nach den Mahlzeiten.
- Viele körperliche Symptome treten nach einem kalten Bad auf, aber körperliche Anstrengung in der freien Sonne wird ebensowenig vertragen.
- Auf der Haut gibt es Warzen, Plantarwarzen häufig, die Nägel sind verdickt, es besteht Tendenz zur Impetigo und zu Urtikaria.

Im Tiefsten ihrer selbst sind die Antimonium-crudum-Patienten krank an der Liebe. In der Ur-Liebe zwischen Mutter und Kind war etwas unschön. Es ist die Mutter, die durch ihren Blick, ihre Berührung die Persönlichkeit des Kindes strukturiert. Antimonium crudum erträgt diesen Blick, diese Berührung nicht mehr und kompensiert diese Frustration mit einem zügellosen »oralen« Betragen, der Völlerei.

Beobachtungen

Stéphane hat eine Warze und ist kitzelig

Stéphane wird mit 16 Monaten an einer Phimose operiert. Mit 18 Monaten erneuter Krankenhausaufenthalt wegen einer Nierenkrankheit, einem Nephrotischen Syndrom, das nach einer Kortikoidtherapie verschwindet, aber alle 18 Monate mit preußischer Pünktlichkeit wiederkehrt. Ich sehe den Jungen im Alter von 10 Jahren. Er hat eine Warze auf der Hand, ist unglaublich kitzelig bei der Untersuchung und macht sich laut Gedanken über das heutige Mittagessen.

- ▶ Ich beginne eine Behandlung mit **Antimonium crudum C15 bis C30**.
- ▶ Seither, für einen Zeitraum von nunmehr 7 Jahren, ist sein Nierenleiden nicht wiedergekommen.

Léa wurde in ein kaltes Bad getaucht

Léa, 7 Jahre, kommt wegen rezidivierender Bronchitiden, die so heftig sind, daß sie einen kompletten Check in der nahen Universitätsklinik verdient hat. Nachdem ich den Haufen sinnloser Untersuchungsergebnisse in einer Ecke meines Sprechzimmers verstaut habe, sehe ich der Mutter fest in die Augen und frage: »Was glauben Sie denn, Madame, warum Ihre Tochter krank ist?« »Doktor«, sagt sie, »ich werd' Ihnen was erzählen, was ich den Ärzten schon gar nicht mehr sage, weil sie mich nicht ernst nehmen: als meine Tochter geboren wurde, hat sie die Hebamme sofort in ein Bad getaucht. Ich hab sofort gemerkt, daß das viel zu kalt war, und Léa hat angefangen zu schreien. Den Tag noch war sie verschnupft und ist seitdem nicht mehr gesund gewesen.« »Sie haben Recht, Madame, ich denke auch, das kalte Bad hat das alles angerichtet.«

▶ Die Wirkung von **Antimonium crudum**, das dem Kind eine makellose Gesundheit brachte, hat das bestätigt.

Antimonium tartaricum

Die Atemnot

- Große Arznei für die asthmoide Bronchitis bei einem Baby mit »voller« Lunge, Kopfschweiß und Abneigung gegen Trinken und Berührung (schwierig zu untersuchen).
- Man sieht Nasenflügeln und eine belegte Zunge.

▶ **Antimonium tartaricum** wird Wunder tun in der **C7, 3 Granula alle Viertelstunde**, dann in größeren Abständen bei Besserung.

▶ In der **C15** kann diese Arznei die letzten Reste von **Windpocken** beseitigen.

Apis

Die Biene

▷ Apis ist eine großartige Arznei für **Allergiker**, die ödematöse Reaktionen mit stechender oder brennender Empfindung bekommen, die durch Kälte gebessert werden.

- Häufig sind es eifersüchtige Kinder, starrköpfig, schwierig zufriedenzustellen. Es gelingt ihnen nicht, sich zum Lesen oder Lernen zu konzentrieren. Als Allergiker haben sie eine herabgesetzte Toleranz gegenüber der Außenwelt, sie ärgern sich immer über irgendeine Fliege (oder Biene!) an der Wand. In ihrer exaltierten Individualität haben sie es schwer, die Gemeinschaft um sie herum zu ertragen.

- Es ist ein gutes Mittel für **hohes Fieber ohne Durst**, wie es bei Säuglingen von 9 bis 12 Monaten auftritt als Roseola (hohes Fieber für drei Tage, dann ein flüchtiger Ausschlag) oder bei den größeren während des Ziegenpeters.
- Überdies ist Apis nützlich bei Heuschnupfen mit Konjunktivalödem und Chemosis, bei Urticaria und Ekzemen, die durch Kälte gebessert werden, sowie bei Insektenstichen mit heftiger Lokal- oder Allgemeinreaktion (Glottisödem z. B.).
- Die Kinder, die dieses Mittel brauchen, können Furunkel, Gerstenkörner, rote oder weiße Anginen, bevorzugt auf der rechten Seite, haben.

Auf der symbolischen Ebene, erinnert Apis an den Stier (den Stiergott Apis der alten Ägypter). Im Christentum ist die Kuh eines der vier Wesen, die das Jesuskind in der Krippe umgeben. Um erwachsen zu werden und eines Tages »ich bin« sagen zu können, muß sich das Kind auf diese vier Pfeiler stützen können. Dann aber muß es Vater und Mutter verlassen, den Esel, der in ihm ist (d. h. Wissen erwerben), und das Rind (die Scheuklappen ablegen).
Im Rahmen des Stierkampfs symbolisiert der Stier die blinde Kraft, die weder rechts noch links schaut. Der Toreador, der Mann im Gewand des Lichts, tötet den Stier in der Arena, weil dieser nicht von seiner Bahn hat abweichen wollen. Symbolisch gesprochen, ist dies der Sieg des erleuchteten Geistes über die blinde Materie.

Beobachtung

Bertrand hat Keratokonjunktivitis

Bertrand, 10 Jahre, erwacht eines Tages mit vereiterten Augen und vom Eiter verklebten Lidern. Er hat stärkste Schmerzen, die in den Kopf ausstrahlen. Nur kaltes Wasser, lokal angewendet, tut ihm gut. Ein eilends herbeigerufener Augenarzt diagnostiziert eine schwere virale Keratokonjunktivitis und verschreibt antibiotische und antiinflammatorische Tropfen.

▶ Doch der Kopfschmerz verschwindet sehr schnell nach **3 Granula Apis C7**. Dies alle Stunde wiederholt, heilt die Infektion noch am selben Tag.

(A)

Argentum nitricum

Die Inkarnation des Geistes in der Materie

- Diese Arznei paßt für magere, nervöse Säuglinge mit schweren Konjunktividen während der Neugeborenenperiode, Schwierigkeiten beim »Bäuerchen« und durchfälligen, grünen Stühlen.
- Die Kinder sind ängstlich, voller Lampenfieber und haben eine Phobie für Räume voller Menschen oder vor der vergehenden Zeit (Furcht, zu spät zu kommen). Später werden sie von der Leere angezogen, die sie gleichzeitig erschreckt.
- Die Argentum nitricum-Eltern sind immer in Eile. Sie unterschreiben einen Scheck schon vor der Konsultation, »um Zeit zu gewinnen«.
- Ein Schlüsselsymptom ist bei Argentum nitricum immer zu finden: das **Verlangen nach Zucker**.

Diese Angst in Bezug auf Raum und Zeit ist der Ausdruck des Problems der Inkarnation der Seele im Körper, oder des Geistes in der Materie. Der Geist, der aus einer raumzeitlichen Unendlichkeit auf die Erde kommt, erträgt die Zwänge unserer endlichen Welt nicht. In diesem Zusammenhang ist es interessant, daß man lange Zeit in die Augen der Neugeborenen Silbernitratlösung geträufelt hat (Credé'sche Prophylaxe), um gonorrhoische Konjunktividen zu vermeiden.

▷ Chemisch entsteht diese Substanz aus der Reaktion von Silber (Geld, Materie) und Salpetersäure.

Beobachtung

Ein Baby mit unerklärlichen Brechanfällen

Ein Kind von 6 Monaten wird stationär wegen unerklärlicher Brechanfälle behandelt. Sämtliche Untersuchungen geben keinen Anhalt für irgendeine Organanomalie. Während der Schwangerschaft hatte die Mutter ein außerordentliches Verlangen nach Zucker, so sehr, daß der Mann eines Nachts zur Tankstelle hat laufen müssen, um etwas Kandiszucker zu besorgen.

▶ Mit **einer Gabe Argentum nitricum C15** wurde alles innerhalb einiger Tage wieder gut.

Man sieht hier die Bedeutung eigenartiger Symptome bei der Mutter während der Schwangerschaft. Diese ungewöhnlichen »Gelüste« geben einen Hinweis auf das intrauterine Terrain des Kindes, das sich über die Mutter ausdrückt. Eine Mutter beispielsweise hat mir erzählt, daß das Salzverlangen, das sie während der Schwangerschaft verspürt hatte, sechs Stunden nach der Geburt verschwand. Der Vater und das Kind hingegen sind außerordentlich gierig nach salzigen Dingen.

Arnica
Schlag auf Schlag

▷ Arnica ist die große Arznei für die **Folgen von Stoß** oder **Schlag**, von **Hämatomen,** auf körperlicher und auf seelischer Ebene.

▶ Sobald es einen blauen Fleck oder eine Beule hat, **3 Granula der C7** und die Beule verschwindet.

▶ Bei einem größeren Unfall sind höhere Verdünnungen zu geben: **C15 für ein Schädeltrauma** z. B.

● Arnica kann eine Appendizitis-Krise beseitigen (in diesem Falle ist aber immer ein Arzt, ein Chirurg hinzuzuziehen!).

▶ Es ist ebenso geeignet für Sportler **vor** einem Wettkampf, und allgemein **am Vorabend** eines chirurgischen Eingriffs, um die Blutungen zu begrenzen **(C15)**, sowie **vor** einer Zahnextraktion.

● Arnica ist indiziert bei kleinen Furunkeln, indurierter Akne und einem bläulich schimmerndem Ekzem.

● Schließlich kann man auf Arnica zurückgreifen bei Grippe mit hohem Fieber und allgemeinem Quetschungsgefühl, einem heißen und roten Gesicht bei kaltem Körper, und wenn der Kranke, trotz seiner Symptome, behauptet, es gehe ihm gut und er brauche keinen Arzt.

Arnica entspricht Leuten, die zuviel »malochen« und sich für ihre Arbeit buchstäblich umbringen. Sie halten sich für unersetzbar und stürzen sich in gewaltige Unternehmungen, wo sie auch einen Haufen Schläge einstecken, eine Menge Knüppel zwischen den Rädern vertragen können. Hätte der Bote, der von Marathon nach Athen lief, um den Sieg der Athener zu verkünden, Arnica genommen, er wäre nicht tot zusammengebrochen. Warum wollte er so schnell laufen, ohne anzuhalten? Warum hat er nicht nach der Hälfte des Weges einen anderen weiterlaufen lassen? Arnica muß begreifen, daß man nicht allein auf der Welt ist, daß man **delegieren muß** und nicht den **anderen noch Arbeit abnehmen**.

A

Beobachtungen

Ein Kind liegt 10 Tage im Koma

Ein 10 Jahre altes Kind wird mit einem Schädel-Trauma eingeliefert und befindet sich 10 Tage lang im Koma, bis es **eine Gabe Arnica C15** erhält. Am nächsten Tag erwacht es.

Ein Mädchen stürzt vom Pony

Ein zehnjähriges Mädchen bricht sich in den Ferien bei einem Sturz vom Pony den Arm. Die Operation muß einige Tage hinten anstehen, weil das Mädchen hohes Fieber mit Grippesymptomen bekommt. Ein Jahr später wird sie mit Appendizitis-Symptomen vorgestellt, wofür auch das Blutbild spricht (Erhöhung der Leukozyten).
▶ Sie erhält **einige Granula Arnica C9** und wird in die Chirurgie geschickt.
Im Krankenhaus haben die Bauchschmerzen schon völlig aufgehört. Der Chirurg will diesen Abend nicht operieren. In der Nacht wacht sie auf und sagt ihren Eltern, sie sei gesund. Am nächsten Morgen sind die Leukozyten zurückgegangen und alle Untersuchungen normal.
Einige Zeit danach sagt mir der Vater, daß sich das Verhalten seines Töchterleins in der Schule völlig verändert habe. Während des Jahres nach dem Sturz vom Pferd wollte sie im Sportunterricht niemals mitmachen aus Angst, gerempelt und umgestoßen zu werden. Wenn sie dann doch durch Zufall irgendwo hinfiel, blieb sie auf dem Boden liegen, als wäre alles gebrochen. Seit der Einnahme von Arnica sei das völlig verschwunden.

Eine Lehrerin hat einen Unfall

Eine Frau von 50 Jahren, Lehrerin, wird das Opfer eines Unfalls in England, wohin sie mit einer Schülergruppe gefahren war. Eine komplizierte Oberschenkelfraktur führt zu zahlreichen Eingriffen und zwingt zu einer langen Arbeitsunfähigkeit. Eine nervöse Depression stellt sich ein. Vorher war sie eine aktive Dame, die immer voranging. Und plötzlich ist sie zur Untätigkeit verdammt und von anderen abhängig.
▶ Die Depression verschwindet in einigen Wochen nach der Gabe von **Arnica C15-C18-C24-C30**.

Arsenicum album
Der Tod des Körpers

▷ Der Schlüssel zu dieser Arznei ist die **Angst vor dem Tod**.

- Eine heftige Unruhe drückt diesen Zustand aus – ein unruhiges Kind ist »lebhaft« – außer in chronischen Fällen, wo im Gegenteil der Kranke in einer großen Obsession erstarrt, pingelig wird in Nichtigkeiten und in den Details des Tagwerks ertrinkt.
- Gewöhnlich kleiden sich diese Kranken in Schwarz und fühlen sich schlechter um Mitternacht (in der Mitte der Nacht, wenn es am schwärzesten ist) oder um Mittag herum, wenn die Sonne zu sinken beginnt.
- Viele Fälle, die Arsenicum album brauchen, findet man am Meer (das Meeresklima verschlechtert), im November (nach dem Besuch der Gräber an Allerheiligen), im Januar (im tiefsten Tal des Winters) und im Juli, wenn die Tage beginnen zu »sterben«.

Das Schwarz symbolisiert die Abwesenheit von Hoffnung im Angesicht des Todes (es ist keine Farbe, sondern die Abwesenheit von Farbe). Der Kranke löst sein Problem nur, wenn er den **Tod des Körpers** zu begreifen weiß **als Freiheit der Seele vom Körper**.

- Auf körperlicher Ebene ist Arsen eine hervorragende Arznei für Otitis, nächtliches Asthma und Gastroenteritiden beim Kind mit Erbrechen, gefolgt von Durchfall. Auch indiziert bei Impffolgen.

Beobachtungen

Ein Mädchen klagt über Ohrenschmerzen

Eines Tages ruft eine Mutter kurz nach Mittag bei mir zu Hause an wegen ihrer siebenjährigen Tochter, die über Ohrenschmerzen klagt, unruhig ist, sich aber beruhigt, wenn man einen warmen Waschlappen auf das Ohr legt.

▶ Das reicht für **Arsenicum album**, welches in der **C15** gegeben wird.

Das Kind beruhigt sich auf der Stelle. Ich befrage die Mutter, ob es in der Umgebung des Kindes einen Todesfall gegeben habe, sie kann dazu aber nichts sagen.

Am nächsten Tag, als sie die Kinder von der Schule abholt, fällt ihr ein, daß man seit zwei Wochen nicht mehr bei den Nachbarn anhält, deren kleines Mädchen an Leukämie gestorben ist. Man hat mit den Kindern darüber nicht gesprochen, aber es tut den Ohren weh.

Ⓐ

Guillaume will nicht wachsen

Guillaume, 10 Jahre alt, wird von seinen Eltern wegen eines auffallenden Wachstumsrückstands gebracht. Die im Krankenhaus erhobenen Untersuchungsergebnisse ergeben eine minimale hormonelle Dysfunktion, die keiner Therapie für wert befunden wurde.

Bei der Betrachtung der Gewichts- und Größenkurven im Vorsorgeheft fällt ein Knick im Alter von 9 Monaten auf. Zu dieser Zeit fand die Pockenimpfung statt. Auch der ältere Bruder hatte auf diese Impfung reagiert. Diese Impfung bedenkend, sowie das sorgfältige bis kleinliche und starre Betragen des Kindes, das überdies keine Butter mag, denke ich an Arsenicum album und stelle folgende Frage: »Als das Kind 9 Monate alt war, gab es da einen Trauerfall in der Familie?« Die Augen der Mutter schimmern feucht. »Ja, Doktor, zwischen 6 und 9 Monaten, ich hab ihn noch gestillt, da bin ich jeden Tag zu meiner Mutter gegangen, die Krebs hatte.«

▶ Mit in Abständen gegebenen Dosen von **Arsenicum album C15 bis C30** erreicht das Kind eine normale Größe.

Eines Tages, bei einem Routinebesuch, frage ich ihn, warum er denn nicht wachsen wolle. Er antwortet: »Wenn man groß wird, wird man alt, und wenn man alt wird, stirbt man.«

Ein Mädchen hat schwere Verbrennungen

Ein sechsjähriges Mädchen wird auf der Intensivstation mit schweren Verbrennungen, die $^2/_3$ ihres Körpers betreffen, eingeliefert. Der Chirurg konstatiert Verbrennungen 2. Grades. Schrecklich sind die Schreie des Kindes, das seit 24 Stunden vor Schmerzen heult, trotz des ganzen Arsenals der konventionellen Schmerzmedikation, Morphium inbegriffen.

Es herrscht eine Atmosphäre von Ratlosigkeit und Angespanntheit in der kleinen Kinderintensivstation. Ich war damals noch Anfänger in der Homöopathie und hatte ein kleines Buch von Dr. Jouanny zur Hand, in dem für Verbrennungen 2. Grades Cantharis empfohlen wird. Ich gebe dem Mädchen **Cantharis C7** alle Stunde während eines halben Tages ohne jedes Ergebnis. Dann kommt der Chirurg wieder vorbei und sagt, daß es stellenweise auch Verbrennungen 3. Grades gebe.

▶ Wieder dem Ratschlag Dr. Jouannys folgend gebe ich nun **Arsenicum album C9** und siehe da, ein Wunder geschieht.

Das Mädchen beruhigt sich, schläft ein und wacht erst nach zwei Tagen wieder auf. Die Verbrennungen heilen wie durch Zauberei und hinterlassen praktisch keine Narben, zu unser aller größtem Erstaunen.

Die asthmoiden Krisen eines Mädchens

Ein Mädchen von 3 Jahren wird zu mir wegen rezidivierender asthmoider Bronchopneumopathien gebracht. Während die Mutter, ganz in Schwarz, mir ihre Sorgen erzählt, rennt das Kind kreuz und quer durch mein Zimmer und faßt so ziemlich alles an, verfolgt von seinem Vater, der die größten Unglücke oft nur in extremis verhindern kann. Mitten in dieser Aufregung unterbreche ich die Mutter, um nach ihrem Beruf zu fragen. »Ich bin Krankenschwester.« »In welcher Abteilung arbeiten Sie?« »Auf der Leukämie-Station. Als ich im sechsten Monat schwanger war, mußte ich aufhören wegen Kontraktionen.«

▶ Nach **Arsenicum album C15** kehren die asthmoiden Krisen nicht wieder und die Unruhe verschwindet schnell.

Arsenicum iodatum

- Dieses »angewärmte« Arsen ist eine gute Arznei beim Heuschnupfen und bei Asthma durch Meereswind.
- Häufig wirkt es großartig bei Pityriasis versicolor.
- Die Arsenicum iodatum-Patienten lieben bunte Farben, im Gegensatz zum ganz in Schwarz daherkommenden ... weißen Arsen.

Arum triphyllum

Die Heiserkeit

- Heisere, unsichere, brüchige Stimme, deren Zustand sich durch Sprechen oder Singen verschlimmert.
- Schnupfen mit ständigem Bedürfnis, in der Nase zu bohren, bis sie blutet.
- Rissige Mundwinkel, trockene und brennende Lippen, völlig verstopfte Nase.

A

Asa foetida

Die umgedrehte Peristaltik

- In unserem Organismus erzeugen die Muskelfasern des Verdauungskanals eine fortgesetzte Bewegung, die das Vorankommen des Speisebreis vom Mund zum Anus ermöglicht: die Peristaltik. Bei Asa foetida-Patienten ist diese Bewegung umgedreht, als spuckte der Organismus alles wieder aus, was von draußen kommt.
- Dazu muß man bedenken, daß das Kind intrauterin durch die Nabelschnur ernährt wird. Nach der Geburt muß es sich mit der Durchtrennung derselben abfinden und auf die Nahrungsaufnahme via Mund und Darm umsteigen. Dieser Umstieg wird nicht vollzogen.
- Der Nahrungsreflux kann beim Säugling dramatische Konsequenzen haben bis hin zum Syndrom des plötzlichen Kindstods bei einigen Neugeborenen, deren Bronchien buchstäblich in einem massiven gastroösophagealen Reflux ertrinken.
- Manchmal führt dies zu einer asthmoiden Symptomatologie oder zu häufigen asthmatiformen Bronchitiden. Ein Ösphagus-Breischluck kann den Reflux objektivieren, andere Untersuchungen können ergänzende Ergebnisse liefern (Gastroskopie, Magensaftanalyse).
- Die Arznei kommt auch in Frage für den vesico-uretheralen Reflux beim Kleinkind. Der Urin steigt aus der Blase zur Niere auf mit der Konsequenz einer Dilatation der oberen Harnwege. Diagnose ist häufig sonographisch vom Fetalstadium an möglich, sowie postnatal durch Zystoskopie, angeregt durch rezidivierende Harnwegsinfekte.
- Bei größeren Kindern findet sich häufig eine Allergie gegen Federn.
- Bei den Eltern schließlich sieht man nicht selten eine Hiatushernie (Hernie des Magens in den Brustraum).

▶ **Ein** oder **zwei Gaben Asa foetida C15** oder **C30** können die beschriebenen Beschwerden zum Verschwinden bringen, wie die folgenden Beispiele belegen:

Beobachtungen

Philippe leidet an hartnäckigen Asthmaanfällen

Philippe, 8 Jahre alt, stellt sich mit einem hartnäckigen Asthma vor, das jeder Therapie spottet. Die Anfälle sind heftig, intensiv und sprechen nur sehr langsam auf die verschiedenen Medikamente an. Zweimal war es bereits zu Lungenentzündungen gekommen, durch Röntgen nachgewiesen. Die Mutter erzählt, während des Schlafes könne sie Laute hören, ein »Gluckgluck«, das aus seinem Magen käme. Eine Röntgenaufnahme mit Kontrastmittel zeigt einen massiven Reflux bis zum oberen Drittel der Speiseröhre. Eine allopathische Behandlung stoppt das Asthma für 6 Monate, was schon ein enormer Fortschritt ist, aber die Krisen kommen wieder, sobald das Mittel abgesetzt wird.

- Nach **einer Gabe Asa foetida C15** ist kein neuer Anfall mehr aufgetreten und dem Kind geht es sehr gut, bei einer Beobachtungszeit von nunmehr 5 Jahren. Die Arznei hat nur einmal in der **C30** wiederholt werden müssen, eines Abends, als die Mutter wieder ein verdächtiges »Gluckgluck« vernahm.

Géraldine ist dem plötzlichen Kindstod entgangen

Géraldine, 2 Monate alt, wird notfallmäßig aufgenommen wegen eines so gerade eben vermiedenen plötzlichen Kindstods. Die Eltern hatten sie eines Abends bewegungslos, blaß und ohne Atmung in ihrer Wiege vorgefunden. Nach heftigem Schütteln sei wieder Leben in das Kind gekommen. Die Untersuchungen im Krankenhaus ergeben einen Reflux. Dieser ist nach **Asa foetida** nicht wieder aufgetreten.

- Ein kleines Symptom kann bei **Neugeborenen** auf **Asa foetida** hinweisen: sie haben häufig eine Mammitis mit Milchsekretion wie die Cyclamen- oder Tuberculinum-Kinder.

Asterias rubens

Der Seestern

- Diese Arznei ist bekannt für ihre Wirkung beim Brustkrebs. Die betroffenen Frauen sind häufig in altruistischen Unternehmungen engagiert **(Arnica)**, wollen aber ihr hochgestecktes Ziel ohne Probleme erreichen. Widerstand wird nicht ertragen, und jedes kleine Hindernis bringt sie zum Jammern.
- Beim Heranwachsenden besteht eine bedeutende Disposition zu Akne und eine sexuelle Erregtheit mit nervöser Unruhe.
- Man achte auch auf Verstopfung, mit Stühlen, die wie Oliven aussehen.

Beobachtung

Eine Sozialarbeiterin fühlt sich postoperativ ausgelaugt

Eine 42-jährige Sozialarbeiterin fühlt sich ausgelaugt nach ihrer Operation wegen eines rechtsseitigen Adenoms der Mamma. In der Pubertät habe sie alle Verbindungen mit der Mutter abgebrochen, weil diese sie daran habe hindern wollen, auszugehen.

▶ Nach **einer Dosis Asterias rubens C30** fühlt sie sich wieder in Form, und ein ganzes Jahr verstreicht ohne den geringsten Schnupfen.

Bei einem Besuch im folgenden Jahr bittet sie um eine erneute Gabe der Arznei, die ihr so gut getan habe.

Aurum metallicum

Das Gesetz des Vaters brechen

- Diese Arznei entspricht waghalsigen, verwegenen Kindern mit der Neigung, die Anordnungen des Vaters nicht zu befolgen. Der physische Vater, der Erzeuger, bricht in die symbiotische Mutter-Kind-Beziehung ein und erteilt Verbote, errichtet Barrieren, die das Kind einschränken, aber auch schützen.
- Die Kinder sind autoritär, aber großzügig: sie haben gerne Geld, aber hauptsächlich, um ihrer Umgebung davon abgeben zu können.
- Häufig sind sie mager, sie ziehen Insekten an, können eine Nabelhernie oder einen rechtsseitigen Leistenbruch sowie Herzprobleme haben (angeborene Kardiopathien oder Kardiopathien infolge akuten Gelenkrheumatismus, denn es sind Kinder, die sehr anfällig sind für Infektionen mit hämolytischen Streptokokken).
- Man findet auch Otitis und Asthma durch feuchtes Wetter.
- Beim Jungen kann Kryptorchismus auftreten.
- Die Aurum-Mama befaßt sich mit Fallschirmspringen, Drachenfliegen oder Reisen in den tiefsten Busch. Während der Schwangerschaft hat sie gerne einen Ikterus oder heftigsten Pruritus. Die Schmerzen unter der Geburt sind außerordentlich und werden schlecht ertragen.

Der erwachsene Aurum-Patient ist ein Draufgänger, der sich auch um Gottes Gesetze nicht schert. Vielleicht wird er deshalb eines Tages von Melancholie gepackt und spürt in sich Impulse zum Selbstmord? Jedenfalls ist die erste homöopathische Verdünnung von Aurum in der Bibel erwähnt, als Moses mit den Tafeln vom Berge Sinaï herabsteigt. Er überrascht die Hebräer, wie sie das goldene Kalb anbeten. In seiner Wut zerstört er das Kalb, zerstampft es zu Pulver, verstreut dies im Wasser und gibt davon den Hebräern zu trinken. (Ex 32,20)

Beobachtung

Régis leidet an Otitiden

Régis, 5 Jahre alt, kommt wegen rezidivierender Otitiden. Halsbrecherisch klettert er überall herum und stürzt sich ins Schwimmbad, ohne schwimmen zu können. Die Untersuchung zeigt Narben auf der Stirn und einen vorstehenden Nabel. Das Kind hat einen autoritären Charakter. Es besteht Verlangen nach Brot und Fleisch. Die Mutter hat einen kleinen Fallschirm aus Gold um den Hals hängen. »Mein Mann hat ihn mir von seiner letzten Expedition in den Dschungel von Guyana mitgebracht.« Er ist Fallschirmspringer!

▶ Nach **einigen Gaben Aurum C15 bis C30** kommen die Otitiden nicht wieder.

A

Andere Aurum-Salze

Aurum muriaticum natronatum

- Ein Wort zu diesem Goldsalz, einer Mischung aus Natrium muriaticum und Aurum: ein heimliches, verborgenes Aurum, verschlimmert am Meer, das man, wie **Staphisagria**, an einem schwarzen Saum an den Zahnwurzeln erkennt.

Aurum sulfuratum

- Von Interesse bei Plantarwarzen (**Anacardium, Antimonium crudum, Aurum sulfuratum, Causticum, Natrium muriaticum, Sepia, Silicea, Sulfur, Thuja**).

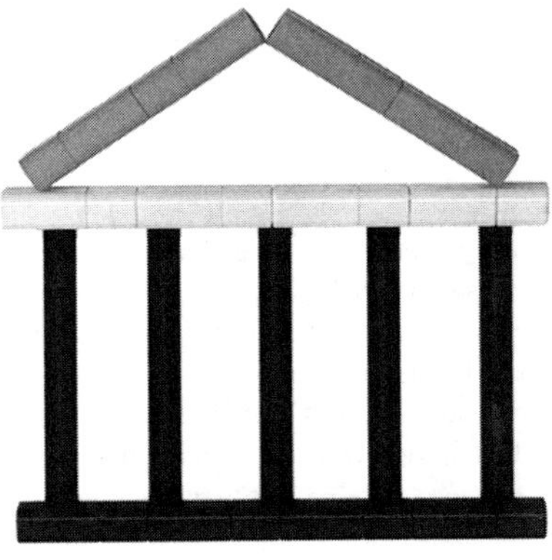

Barium carbonicum
Versteht gar nichts

- Diese Arznei paßt manchmal für Kinder mit einem deutlichen Entwicklungsrückstand, Neigung zu Drüsenschwellungen, enorm vergrößerten Mandeln und großer Frostigkeit.
- Der Intellekt ist zuweilen verlangsamt, das Kind hat Schwierigkeiten beim Begreifen und Behalten.
- Es fehlt ihm an Selbstvertrauen. Schüchternheit im Umgang mit Leuten, die es nicht kennt, ist sehr ausgeprägt, z. B. in der Schule.
- Es glaubt, alles würde sich über es lustig machen und versteckt sich hinter den Möbeln, wenn Fremde ins Haus kommen.
- In einem anderen Kontext könnte es sich um einen Jüngling handeln, der in der Schule faul ist wie die Sünde. Er begreift nicht, daß, wenn er sich nicht ein bißchen anstrengt, er im Leben nichts erreichen wird.

▶ **Eine Gabe Barium carbonicum** kupiert oft eine **beginnende Halsentzündung**.

- Man spürt etwas Komisches im Hals, begreift aber nicht, was es ist.
- Barium carbonicum-Patienten leiden oft unter Verstopfung mit harten, knotigen Stühlen, unter übel riechenden Fußschweißen und geschwollenen Halslymphdrüsen.
- Auch nach radiologischen Untersuchungen mit bariumhaltigen Kontrastmitteln ist an dieses Mittel zu denken.

Beobachtungen

Romain hat Halsschmerzen

Romain, 9 Jahre alt, kommt mit einer Angina und riesengroßen Mandeln. Er kann kaum schlucken. Die Eltern sind dabei, sich scheiden zu lassen. Das Kind wirkt irgendwie benommen, verlangsamt und kommt in der Schule nicht mehr mit, wo man es für faul hält. Er kapiert einfach gar nichts mehr und vor allem nicht, warum seine Eltern – so sehr füreinander geschaffen, daß er aus ihrer Liebe geboren ist – jetzt in zwei verschiedenen Häusern wohnen und sich wüst beschimpfen, wenn sie sich sehen.
Seine Halsschmerzen sind so stark, daß er weder trinken noch essen kann, sogar seinen Speichel würgt er wieder hoch.

▶ **Barium carbonicum C7**, dann in der **C15,** führt zum Verschwinden der Entzündung binnen 24 Stunden.

Der Rachenabstrich ist unauffällig (insbesondere keine Steptokokken nachweisbar).

Barium-Kontrasteinlauf macht altem Herrn zu schaffen

Ein Greis von bis dato guter Auffassungsgabe läßt schlagartig in seinen intellektuellen Fähigkeiten nach. Einige Wochen zuvor hatte man ihm wegen einer Kolitis einen Barium-Kontrasteinlauf angedeihen lassen. Nach **einer Gabe Barium carbonicum** wird er wieder so spritzig wie vorher.

Belladonna
Im Fieberwahn

▷ Nach **Aconitum bei akuten Krankheiten** wohl die **meistgebrauchteste Arznei.**

- Das Fieber beginnt allgemein gegen 20 Uhr mit Rötung des Gesichts, dilatierten Pupillen, Kopfschmerzen, die durch Stöße verschlimmert werden.
- Es kann sich um eine Angina, eine Otitis, einen Sonnenstich oder irgendeine andere Infektion handeln, die diese Symptome aufweist.
- Häufig deliriert das Kind, sieht monströse Fratzen, knirscht mit Zähnen oder beißt.
- Man sieht Kopfschweiß bei eiskalten Füßen.
- Nicht selten ist das Kind am Vortag mit nassen Haaren aus dem Haus gegangen und hat sich erkältet.

▶ In der Regel paßt die Arznei für Kinder, deren **Konstitutionsmittel Calcium carbonicum** ist.

- Manchmal handelt es sich um Kinder, die gerne beißen (**Mercurius, Stramonium**).

Bismutum
Der Rockzipfel

- Die Arznei entspricht Kindern, die **noch anhänglicher** und **klammernder** sind als **Pulsatilla-Kinder**, was etwas heißen will. Sie ertragen kein Alleinsein, wollen immer Gesellschaft, aber während das Pulsatilla-Kind nur die Mama akzeptiert, gibt sich Bismutum auch mit Personen der engeren Umgebung zufrieden.
- So würde z. B. ein Pulsatilla-Kind nur im Bett der Mutter einschlafen, während es für Bismutum die große Schwester auch tut.
- Diese Kinder haben häufig Verdauungsprobleme, z. B. Durchfall mit großem Durst, besonders während des Zahnens.
- Sie können Essen erbrechen, das sie mehrere Tage zuvor aufgenommen haben.

Beobachtungen

Maxime leidet an Gastroenteritis

Maxime, 3 Jahre alt, kommt wegen einer chronischen Gastroenteritis. Während der Konsultation läßt er die Hand der Mutter nicht los, die ihn bis zur Untersuchungsliege begleitet. Beide scheinen förmlich aneinanderzukleben, was die Untersuchung des Kindes sehr erschwert. Ich erwähne Bismutum. Die Mutter erzählt mir darauf, daß der Kleine früher eine Wermut-Allergie gehabt hätte, das man ihm für seinen Magen verschrieben hatte.

▶ Nach **einigen Gaben Bismutum** verschwinden die Verdauungsstörungen und das Verhalten des Kindes ändert sich radikal im Sinne einer größeren Autonomie.

Ein Veterinärfall

Prosper ist ein sechs Jahre alter Schäferhund, der besonders anhänglich ist. Er folgt seinem Herrchen überall hin, wenn dieser zu Hause ist. Jedesmal, wenn Herrchen ein paar Tage abwesend ist, bekommt der Hund, in der Zwischenzeit in den besten Händen, ein nässendes und eiterndes Ekzem. Im Alter von 5 Monaten war er für 2 Wochen Freunden während der Sommerferien anvertraut worden.

▶ Obwohl zahlreiche Behandlungen schon versagt hatten, führt **Bismutum C15** zu einer raschen endgültigen Ausheilung des Ekzems.

Borax
Die Angst vor dem Fall

▷ **Furcht vor Abwärtsbewegung** ist *das* Symptom schlechthin für Borax.

- Es ist bekannt für seine Wirkung auf Kinder mit Aphthen oder Mundsoor, die schreien, wenn man sie auf die Waage oder in ihr Bettchen legt und die später keine Freude an Rutschbahnen und solchen Dingen haben.
- Die Kinder sind sehr empfindlich auf plötzliche, selbst leise Geräusche.
- Sie schlafen schlecht, besonders wenn es warm ist, sie können nicht in einen tiefen Schlaf *fallen*.
- Ein kleines Symptom während der Stillzeit: der Mutter schmerzt die Brust, die sie gerade *nicht* gibt.

Woher kommt diese Angst vor der Abwärtsbewegung, vor dem Fall? Vielleicht ist sie mit den Umständen einer schwierigen Geburt verbunden?

Bromum
Der glückliche Seemann

- Dem Bromum-Patienten geht es gut, wenn er mit seinem Schiff auf hoher See ist.
- Sein Zustand verschlechtert sich, sobald er einen Fuß an Land setzt, denn in dieser schwierigen Welt hat er nichts als Ärger.
- Bromum will dem täglichen Einerlei entfliehen.
- Bromum ist eine Arznei für Heiserkeit, für Laryngitis, für Asthma (vor allem, wenn der Betreffende dem Seewind ausgesetzt ist und sich dabei selbst an Land befindet).
- Man findet Verschlimmerung durch Wärme und Hypertrophie der Drüsen (Parotis und Schilddrüse insbesondere).
- Es ähnelt **Iodum**, doch Iodum paßt mehr für Dunkelhaarige mit dunklen Augen, während Bromum bei Blonden mit hellen Augen angezeigter ist.

Bryonia
Ich will zu Hause bleiben

- Das Fieber ist begleitet von trockenem Mund und intensivem Durst. Das Kind trinkt große Mengen Wasser in langen Intervallen.
- Es liegt regungslos im Bett.
- Es besteht eine hartnäckige Verstopfung.
- Die Beschwerden beginnen gegen 21 Uhr.
- Manchmal besteht ein schmerzhafter Husten.
- Dieses Symptomenbild kann bei einer Lungenentzündung mit Pleuraerguß gefunden werden oder bei einer Exanthemkrankheit vor Erscheinen des Ausschlags.

▷ Der Schlüssel zur Arznei liegt in dem Gemütssymptom »will zu Hause bleiben«.

- Es sind daneben Leute, die viel von ihren Geschäften reden und sehr reizbar sind. Ein Nichts bringt sie schon in Rage.

Beobachtungen

Delphine hat Mumps

Delphine, 10 Jahre, hat seit drei Tagen Mumps. Eines Abends steigt das Fieber, Kopfschmerzen, Nackensteife und Erbrechen treten auf als Hinweis auf eine Beteiligung der Meningen. Einige Augenblicke später bin ich an ihrem Bett und finde sie unbewegt daliegend, sie rührt sich nur, um ein großes Glas Wasser auszutrinken. Ihr Bett ist nicht am angestammten Platz. »Seit einiger Zeit räumt sie ständig ihr Zimmer um«, sagt mir die Mutter.

▶ Eine halbe Stunde nach **Bryonia C7, 3 Granula**, setzt sich das Mädchen im Bett auf, spricht und wirkt entspannter. Am nächsten Morgen ist die Kranke komplett wiederhergestellt.

Aline und der Skiurlaub

Aline, 9 Jahre alt, will nicht mir ihrer Klasse in den Skiurlaub fahren. »Das macht nichts«, sagt die Mutter, »ich werd sie zu Hause behalten, damit sie ordentlich lernen kann.« Ich dränge die Mutter, das Kind zum Wegfahren zu bewegen, damit es diese Gelegenheit nicht verpaßt. Eines Abends bietet das Kind folgendes Bild: hohes Fieber, schmerzhafter Husten, großer Durst. Das Mädchen liegt unbeweglich im Bett. Das Röntgenbild zeigt eine Pneumonie der rechten Lungenbasis mit Pleurabeteiligung.

▶ Ich verschreibe **Bryonia C7**.

(B)

In der Nacht steigt das Fieber noch über 40°, das Kind deliriert über seinen Skiausflug (was soll sie mitnehmen, hat sie die Handschuhe, die Brille und die Socken, die sie braucht? usw.).
Am nächsten Morgen ist die Temperatur auf 37° gefallen. Das Röntgenbild ist normal und die Mutter bittet mich um das erforderliche Attest, denn Aline ist entschlossen, mit ihrer Klasse mitzufahren. »Mein Mann muß immer viel geschäftlich verreisen«, gesteht mir die Mutter, »ich selbst habe noch nie einen Fuß aus der Stadt gesetzt.«

Bufo rana

Das heimliche Vergnügen

- Bekannt dafür, die Einsamkeit zu suchen, um einem krankhaften Bedürfnis zur Masturbation nachzugeben. Bufo rana, häufig von brilliantem Verstand, doch ohne Kreativität, erschöpft sich in diesem ständigen Verlangen nach einsamen sexuellen Vergnügungen.
- Er hat Schwierigkeiten, sich auszudrücken, wird häufig von anderen nicht verstanden, was ihn wiederum fuchsteufelswild macht.
- Bufo paßt für Kinder, die sich aufregen, wenn ihre Eltern ihren Jargon nicht verstehen.
- Dafür haben sie eine besondere Begabung für's Flötenspielen.

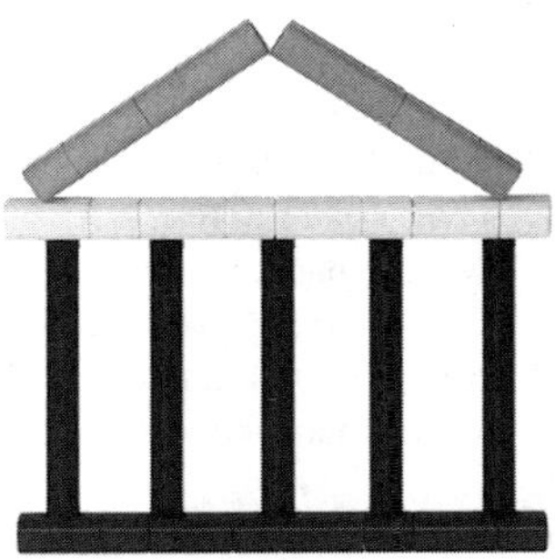

Cactus grandiflorus

Die Königin der Nacht

- Wirkmächtige Arznei bei schweren Asthma-Anfällen mit Zusammenschnürungsgefühl des Thorax, als sei der Brustkorb mit Bändern umwickelt.
- Auch eine Arznei für Kinder, die sich zu nichts trauen, wenn man sie beobachtet, die zu allem unfähig scheinen, die aber nachts aufstehen und unbemerkt von anderen alles perfekt erledigen.

Calcium carbonicum

Die Furcht, aus der Schale zu schlüpfen

▷ Eins der wichtigsten **Konstitutionsmittel in der Kindheit**.
- Das geistige Hauptsymptom ist die **Furcht**.

▷ Sobald ein Kind **mehr als drei Ängste** hat (z. B. vor der Dunkelheit, vor Hunden, vor Krankheit), muß man an **Calcarea** denken.
- Es sind in der Regel eher dickliche, weiche Kinder mit aufgeblähtem Bauch, Nabelhernie, profusem Kopfschweiß und Milchschorf bei Neugeborenen.
- Die Zahnung ist schwierig und verzögert (Bronchitis, Durchfall durch Zahnung).
- Die Knochen haben eine Neigung, sich zu verformen, und brechen leicht.
- Hin und wieder sind es auch magere Kinder, die unter ständigem Durchfall leiden.
- Gehen- und Sprechenlernen sind verzögert.
- Man findet ein starkes Verlangen nach Zucker, Eiern und Milchprodukten, aber eine allgemeine Abneigung gegen Fleisch.

▷ Kalzium repräsentiert unser Skelett, also den festen Teil unseres Körpers.

▷ Die Tatsache, mit einem zu weichen Skelett und mit zu lange offenen Fontanellen auf die Welt zu kommen, mag als Wurzel der Angst **Calcareas** herhalten. Umso mehr, als er vor der Geburt im mütterlichen Uterus-Ei sicher war.

Sein ganzes Leben lang versucht sich Calcium carbonicum, eine schützende Hülle zuzulegen, vom Milchschorf und der Nabelhernie des Neugeborenen angefangen bis zur Suche nach einer sicheren »nine-to-five«-Anstellung.

Beobachtungen

Martin ist zu dick und kann noch nicht sitzen

Martin ist ein dickes Baby von 9 Monaten (9500 Gramm), das mit folgenden Symptomen zu mir gebracht wird: Milchschorf, Nabelhernie, Verengung des rechten Tränenkanals, was zu einer chronisch purulenten Konjunktivitis führt. Außerdem kann er noch nicht sitzen.

▶ Eine spektakuläre Besserung tritt ein nach **Calcarea C15**.

Geneviève leidet an Nephritis

Geneviève ist 10 Jahre alt und leidet an einer chronischen Nephritis mit Hämaturie, nachdem sie viele Anginen, jeweils mit Antibiotika behandelt, durchgemacht hat. Sie ist mager und frostig, hat einen aufgeblähten Bauch und erkältet sich bei jedem Wetterwechsel. Die Zahnung ist verzögert.

▶ Heilung nach **einigen Monaten mit Calcium carbonicum**.

Edouard's Schlüsselbein brach bei der Geburt

Edouard, 12 Tage alt, 39,5 cm Schädelumfang, erleidet bei der Geburt eine Schlüsselbeinfraktur. Jetzt nässt, mit etwas Blut dabei, sein Nabel, und der linke Tränenkanal ist verengt (er ist eigentlich mit Kalkablagerungen verstopft).

▶ Gesundung nach **Calcium carbonicum C15**, der **Mutter gegeben**, die ihn stillt (die homöopathischen Arzneien wirken auch über die Muttermilch).

Calcium fluoricum
Der Geiz

- Geteilte Uvula, Gaumenspalte (Hasenscharte), Verkalkung der Trommelfelle, Angiome, Kephalhämatome, mangelhafter Zahnschmelz, Skelettdeformationen (Trichterbrust z. B.), alle diese kleinen Symptome können auf Calcium fluoricum führen, dessen Schlüsselsymptom die **Angst vor der Armut** ist.
- Das Kind interessiert sich sehr früh für Geld, verfolgt Dollarkurs und DAX, hat eine Leidenschaft für Buchhaltung, in der es häufig zum Experten wird.

Beobachtung

Eine Mutter bringt mir ihr dreijähriges Kind wegen häufiger Bronchitiden und eitriger Otitiden seit dem 2. Lebensjahr. Seit dieser Zeit etwa verschreibt der Hausarzt dem Kind Fluor-Tabletten. Während wir über dies und jenes sprechen zu Beginn der Konsultation, fällt mir die häufige Erwähnung von finanziellen Dingen auf: alles hier in der Gegend ist zu teuer, die Arzthonorare mit eingeschlossen. Sie fragt mich, ob ich nicht eine Arznei verschreiben könne, die sie bereits gekauft habe. Schließlich habe man finanziell wenig Luft usw. Schließlich, nachdem ich das Kind untersucht habe, bittet sie mich um etwas für ihren Kreislauf. »Ich geize etwas mit dem Blutdruck«, sagte sie.

▶ In einigen Regionen muß man sich vorsehen vor den üblen Wirkungen der Fluorsubstitution, sei es im Form von fluoriertem Salz in der Küche oder von Fluortabletten für Kinder und Schwangere. Wenn der Fluorgehalt des örtlichen Wassers 0,5 mg/l übersteigt, sollte man dies alles vermeiden. In Fréjus-St. Raphaël an der Côte d'Azur z. B. gibt es sehr viele **Calcium-fluoricum-Kinder**.

Calcium phosphoricum

Das Wachstum

- Die Patienten, die Calcium phosphoricum brauchen, leiden an der **Ungerechtigkeit**. »Das ist aber nicht gerecht«, sagen die Kinder ständig. Im Grunde fehlt ihnen die Energie, die nötig wäre, um die von ihnen selbst gesteckten Ziele zu erreichen: Vater und Mutter verlassen (Verlangen zu reisen, aber Ängstlichkeit, wenn sie fern von zuhause sind), sich Wissen aneignen durch Analyse. Sie sind sich ihrer körperlichen Grenzen bewußt und entwickeln, als Abkürzung sozusagen, die Intuition, die es ihnen erlaubt, ihre Ziele direkt zu erreichen. Schließlich mühen sie sich ab, die frohe Botschaft zu verbreiten, das Wissen, das sie durch Intuition, durch Erleuchtung erhalten haben.
- Daraus erklären sich einige typische Symptome wie die Furcht vor schlechten Nachrichten (z. B., wenn sie sich geirrt haben), die Zornesausbrüche bei Widerspruch, die Furcht vor geistiger Arbeit, die Eifersucht (die anderen haben mehr Kraft als sie).
- Calcium-phosphoricum-Kinder sind häufig mager und reizbar.

▷ Man unterscheidet sie von **Calcium carbonicum-Kindern** bei der körperlichen Untersuchung durch die Gegenwart zahlreicher inguinaler und zervikaler Lymphknoten.

- Überdies ist das Kind sehr kitzelig.
- Die Anamnese ergibt schließlich, daß die beiden geschätztesten Mahlzeiten das Frühstück und die Vesper sind. Das Kind kommt erschöpft und ausgehungert aus der Schule, ißt viel (Schinkensandwiches am liebsten), und möchte sich hinlegen.
- Auch diese Kinder haben, wie **Calcium carbonicum**, Wachstumsprobleme (mit verzögerter und schwieriger Zahnung) und eine langsame psychomotorische Entwicklung (Gehen erst nach 15 Monaten).
- Im Urin finden sich zahlreiche Kalziumphosphatkristalle.
- Es gibt Probleme mit Polypen, Bronchitis, Diarrhoe.

Das Kalziumphosphat ist ein Schlüsselelement des Wachstums auf allen Ebenen: Muskeln, Knochen, Nerven. Diese Verbindung regt an, über den Sinn des Wachstums nachzudenken. Phosphor, das vertikale Prinzip, drängt den Menschen zum Himmel empor, Kalzium, das Horizontale, heftet ihm die Füße an die Erde.

Andere Calcium-Salze

Calcium arsenicosum

- Die Angst vor dem Tod ist sehr präsent in dieser Arznei, ebenso wie ein charakteristisches Verlangen nach Suppe.
- Man findet manchmal Kopfschmerzen, die alle 8 Tage wiederkehren, und eine Albuminurie während der Schwangerschaft.

Calcium bromatum

- Nützliches Mittel für die Schlaflosigkeit des Säuglings während der Zahnung (**Chamomilla, Coffea**): **3 Granula der C15** abends vor dem Schlafengehen während einiger Tage.

Calcium iodatum

- Vergrößerte Mandeln mit vielen Krypten und käsigen Depots, eine tastbare Milz, ein diskreter Kropf, der in der Pubertät auftritt, weisen auf dieses Mittel eher als auf andere Calcium-Salze hin.

Calcium silicatum

- Eine nützliche Arznei, wenn man zwischen **Calcium** und **Silicea** schwankt (Neigung zu mangelndem Selbstvertrauen und zur Eiterung).

Caladium seguinum

Im Rauch

- Eine interessante Arznei für Leute, die es nicht schaffen, vom Tabak loszukommen. Wie ein alter melancholischer Indianer leben sie immer in einer Rauchwolke, die die dornige Realität vor ihnen verbirgt. Sie hätten es gern, wenn ihr Bild von der Welt auch nicht den kleinsten Schatten aufwiese, aber leider gibt es immer irgendeine Einzelheit, die sie stört **(Cyclamen)**.
- Häufig sind sie von Kopf bis Fuß in Weiß gekleidet, was ihre Sehnsucht nach Licht ausdrücken mag.
- Rauchende Eltern, hustende Kinder! Ich versuche immer energisch, die Eltern vom Rauchen abzubringen!

Beobachtung

Die Frau in Weiß

Vor mir steht eine junge Frau ganz in Weiß. Ihre Finger verraten einen beachtlichen Zigarettenkonsum. »Wie geht es Ihnen so im Leben?« »Doktor, eigentlich fühle ich mich nicht wohl; in allem, was ich sehe, sehe ich immer zuerst das Detail, das nicht hineinpaßt und alles andere kaputtmacht.«

Calendula officinalis

Das homöopathische Antiseptikum

- In unseren Gärten wächst das große homöopathische Antiseptikum, meistens in der Urtinktur verwendet.
- ▶ Ein **paar Tropfen in abgekochtes Wasser** dienen zum Reinigen einer Wunde oder zum Gurgeln beispielsweise.
- ▶ Man wendet es auch **lokal als Seife** oder **als Salbe** (4%) an, bei Akne z. B., oder **als Augentropfen** bei Konjunktivitis.
- ▶ Auch niedrige Verdünnungen **(C5–7)** finden etwa bei Wunden im Mund Verwendung.
- Dank dieser Arznei haben die Homöopathen wenig Sorgen mit Lokalinfektionen.

Camphora

Das Antidot

- ▷ Der Kampher **antidotiert die meisten homöopathischen Arzneien**.
- Es ist ein wirkungsvolles chronisches Mittel und entspricht autoritären, eifersüchtigen Menschen, die sich nicht um Recht und Gesetz scheren (wenn's nötig ist, bis zum Mord).
- Obwohl immer auf der Seite der Starken, haben sie Angst vor der Begegnung mit dem Tod.
- Als Akutmittel paßt es auf Situationen, in denen der Tod vor der Tür steht: Kollaps, schwerste Durchfälle (Cholera: **Cuprum, Veratrum album**).
- Von diesen Ausnahmen abgesehen, wird Camphora in der Regel verwendet, um einen Schnupfen im Anfangsstadium zu kupieren **(C7)**, wenn das Frösteln und Niesen beginnt **(Oscillococcinum)**.

Cannabis indica

Die Identität verwirklichen

- Diese Arznei bringt uns zum zentralen Problem der Pubertät und des Heranwachsenden. Seine Behinderung ist die Nicht-Kommunizierbarkeit all dessen, was er erlebt. Cannabis indica kann seine Identität nicht nach außen bringen. Er schließt sich einer Gruppe an, in der er sich wiederzuerkennen glaubt.
- Die Versuchung des »joint« ist für Canabis indica häufig unwiderstehlich, leider. Er sollte ihn lieber in homöopathischer Form zu sich nehmen. In der massiven, substantiellen Gabe führt Cannabis zu Erregung und Ausweitung des Raums und Zeit, aber auch zu einer mentalen Entkoppelung zugunsten niedrigster Instinkte. Es ist der Weg, der abwärts führt, zum Haß auf die Schule, das Lernen, und später zur Droge.
- Cannabis indica befindet sich in einem Grenzzustand (borderline), wo die Versuchung groß ist, zu einem Zustand der Ur-Liebe und symbiotischer Verschmelzung zurückzukehren mit dem Risiko, sich ganz darin zu verlieren.
- Dieses Dilemma spiegelt sich im charakteristischen Symptom von Cannabis indica: der **Furcht, zu ertrinken**.

▷ Diese Arznei ist unglücklicherweise immer noch weder in Frankreich noch in Deutschland erhältlich, doch kann man es sich leicht in der *Schweiz* (Schmidt-Nagel, Genf) oder in *Belgien* (Homoeoden, Gent) beschaffen.

Ⓒ

Capsicum

Heimweh nach dem verlorenen Paradies

- Das verlorene Paradies ist der Schlüssel zu dieser Arznei. Capsicum verfehlt sein Leben, indem er ständig zurückschaut auf das, was er verlassen hat. Die Gegenwart ist ihm dadurch vergällt.

Nur aber der gegenwärtige Augenblick ist in Wahrheit unsterblich. Wir leben auf der Erde zwischen zwei notwendigen Momenten des Auf-den-Weg-Machens: Geburt und Tod. Nach der Anstrengung der Geburt, erholt sich der Säugling beim Trinken an der Brust. Das ist das orale Stadium.

- Capsicum ist ein Kind, das alles essen möchte, was es findet, vor allem, wenn es pikant und gut gewürzt ist. Daher eine Neigung zum Übergewicht.
- Es sind dicke, rotwangige Kinder, die häufig eine Reaktion auf Arzneien vermissen lassen ... bis man an Capsicum denkt.
- Es handelt sich um Menschen, bei denen jeder Umzug, jede Verpflanzung (Leben im Exil) oder jeder berufsbedingte Ortswechsel diese nostalgische Regung im Übermaß hervorrufen.
- Die Kinder sind ungeschickt, weichlich, aber auch wild und verwegen wie **Pulsatilla** oder **Aurum**.
- Capsicum-Kinder können nicht einschlafen, wenn sie weit von zuhause fort sind.

Beobachtungen

Marielle hat Übergewicht

Marielle, 13 Jahre alt, kommt wegen Übergewichtes infolge unwiderstehlicher Gelüste, die sie zu jeder Tages- und Nachtzeit alles essen lassen, was ihr unter die Finger kommt. Sie ist ein Waisenkind und geboren in Südkorea, woher sie im Alter von 7 Jahren nach Grenoble zu Adoptiveltern kam. Sie hat sich offensichtlich bei ihrer neuen Familie eingelebt, und alle Erinnerungen an Korea, sogar ihre Muttersprache, vergessen.

► Nach **drei Gaben Capsicum C9, C15** und **C30** mit **zwei Wochen Abstand jeweils**, sind die Freßanfälle verschwunden und das Kind hat 3 Kilo abgenommen.

»Ich kann jetzt Essen auf dem Tisch sehen, ohne daß es mich anmacht«, sagt sie.

Alexander leidet an einem Ekzem

Alexander wird mir im Alter von 9 Monaten wegen eines generalisierten Ekzems gebracht. »Wie war die Schwangerschaft?« »Ach, sehr unruhig, Doktor, wir sind dreimal umgezogen.«

▶ Zwei Wochen später hat sich der Zustand des Jungen um 90% gebessert nach **einer Gabe Capsicum C15**. Einige Überbleibsel des Ekzems führten dann zur erfolgreichen Verschreibung von **Psorinum C30**.

Carbo vegetabilis

Der Schritt, der getan sein will

- Die Pflanzenkohle hat mit Kohlendioxyd zu tun, dem Hauptfeind auf zellulärer Ebene, gegen den wir von Geburt an mit der Atmung ankämpfen. Im Uterus wird das Kind durch die Nabelschnur mit Sauerstoff versorgt. Kappt man sie, kommt kein Sauerstoff mehr an. Das ist der erste Schritt, den der Mensch tun muß: er muß atmen. Geht das schlecht ab und wird man »blau« einige Augenblicke, war diese Art der Vergiftung schon bekannt im Mutterleib, durch Rauchen der Mutter oder ihrer Umgebung wird man sensibel gegenüber diesem Stoff und reagiert nicht mehr auf andere Arzneien.
- Das ist der Fall bei Kindern, die eine schwere Krankheit durchgemacht haben (Keuchhusten, schwere Masern, Pneumonie, Peritonitis), die beinahe gestorben wären und seither ein chronisches Leiden mit sich herumschleppen, das sie nicht überwinden können (Asthma z. B.).
- Was diese Kinder auszeichnet, ist ihr Bedürfnis, angefächelt zu werden. Sie haben gern die Fenster im Auto offen oder hocken sich vor Ventilatoren.
- Die Kapillarzirkulation ist schlecht.
- Die Haut ist wie marmoriert, und bei akuten Zuständen sind die Beine kalt bis zum Knie.
- Häufig findet man ein aufgeblähtes Abdomen mit viel Gas, eine langsame Verdauung und Abneigung gegen Milch, Fleisch und fette Speisen.
- Es besteht eine Neigung zu Nasenbluten, zur Heiserkeit (vor allem abends), zum Heuschnupfen und zum Asthma.
- Eine Bemerkung zum Nikotinabusus sei hier eingeschoben. Raucher können manchmal Carbo vegetabilis brauchen, eine Arznei, die sie in Substanz mit jedem

Zug aus der Zigarette einsaugen. Sie sind ängstlich angesichts der Schwierigkeiten, die sich ihnen im Leben entgegenstellen und wiederholen stereotyp die Sequenz »Kohlendioxyd-Einatmen-Lust«, die sie an ihre erste Sauerstoffaufnahme beim ersten Schrei erinnert.

▶ Will man **aufhören, zu rauchen**, empfiehlt es sich, jeden Tag eine Zigarette mehr aus der Packung fortzuwerfen und **Carbo vegetabilis** zu nehmen, z. B. **eine Gabe C9–C12 ansteigend einmal pro Woche**, dann **C15** und schließlich **C30**.

Beobachtungen

Im Winter hat Beatrice Bronchitiden

Beatrice, 11 Jahre alt, hat im Winter immer wieder Bronchitiden, seit sie 4 Jahre alt ist. Zu dieser Zeit machte sie eine schwere Maserninfektion durch, die durch eine Pneumopathie kompliziert wurde. Die Eltern rauchen beide je ein Päckchen Zigaretten pro Tag.

▶ Deutliche Besserung nach **Carbo vegetabilis C30**.

Lionel leidet an asthmoiden Bronchitiden

Lionel leidet an asthmoiden Bronchitiden seit dem Alter von 6 Monaten, dem Zeitpunkt seiner Keuchhusten-Impfung. Er hatte auf den Impfstoff heftig reagiert, mit Fieber und Husten in den folgenden Tagen. Jetzt ist er 4 Jahre alt. Außer den Bronchitiden fallen ein gasgeblähtes Abdomen und ein Verlangen nach Toastbrot auf.

▶ Nach der Gabe von **Carbo vegetabilis C15** und **C30** verschwinden die Bronchitiden.

Carcinosinum
Der Mensch im Karzer

- Ich danke es MICHEL ZALA, Orléans, daß ich die grundlegende Problematik dieses diskreten Mittels begriffen habe. Es entspricht Leuten, die Ihnen erklären: »Wissen Sie, es gibt Sachen, über die spricht man nicht.« Es besteht für sie also ein beachtliches Kommunikationsproblem, bis sie, dank dieser Arznei, lernen, daß man über diese Sachen sehr wohl sprechen kann, wenn man nur die angemessene Art und Weise entdeckt und entwickelt, *wie* man über sie spricht.
- Eingekerkert, eingezwängt in sich selbst wenden diese Patienten ihre Aggressivität gegen die eigene Person und entwickeln Allergien, Schlaflosigkeit und schließlich Krebs.

Beobachtungen

Brigitte hat morgens eine verstopfte Nase

Brigitte, ein junges Mädchen von 14 Jahren, kommt zu einer Routineuntersuchung zu Beginn des neuen Schuljahrs. Ich finde auf ihrer Haut einige »Café-au-lait«-Flecken. Ihre Skleren haben eine bläuliche Tönung. Sie ist eher sorgfältig und genau in allem und hat eine Passion für die (Klavier-)Musik. HUI BON HOA gibt diese letzten beiden Symptome für **Carcinosinum** und **Nux vomica** an. Ich frage näher: ihre vier Großeltern sind alle bereits verstorben ... an Krebs. Schließlich erzählt sie mir noch, daß sie einen chronischen Schnupfen habe, mit einer verstopften Nase jeden Morgen.
Ihre Mutter beschreibt sie als ernstes Kind, frühreif und verschwiegen. Sie selbst, die Mutter, leidet an Schlaflosigkeit und gesteht mir: »Es gibt in meinem Leben Dinge, die ich nicht erzählen kann.«

▶ Ich lasse beide an einem **Fläschchen einer alkoholischen Lösung von Carcinosinum XM riechen**.

Schon am nächsten Morgen sistiert Brigittes chronischer Schnupfen. Die Mutter hat an diesem Tag ein langes Gespräch mit ihrer besten Freundin ...

Die Sekretärin und die Geheimnisse

Eine Sekretärin (= top secret) kommentiert das Buch, das ihr Chef im Begriff steht, zu veröffentlichen: »Sie sollten da nicht alle Ihre kleinen Geheimnisse offenbaren, sonst kennen die Leute alles und müssen gar nicht mehr zu Ihnen kommen. Das Geheimnis ist unsere Stärke!« In ihrer Familiengeschichte finden sich viele Fälle von Brustkrebs.

Causticum
Das Damokles-Schwert

- Dies sind Menschen, die mit dem Gefühl leben, ein Damokles-Schwert über ihrem Kopf baumeln zu haben. Eines Tages hat es in ihrem Leben ein Drama gegeben.
- Beispielsweise ist die Geburt sehr schwer gewesen, und das Baby wird furchtsam, weinerlich, es weint, wenn die anderen weinen (aus Mit-Leid, weil über allen ein Unglück schwebt). Es ist immer in Angst vor neuen Ärgernissen.
- Das Kind will abends nicht alleine schlafen gehen, es hat Angst vor der Dunkelheit und häufig vor Hunden.
- Man sieht auch eine gewisse körperliche Schwäche. Das Gehenlernen ist verzögert.
- Man findet Lähmungen als Folge eines Geburtstraumas, eines Krampfanfalls oder einfach einer Kälteexposition (z. B. Fazialisparese durch Kälte).
- Diese Kinder sind empfindlich auf trockene Kälte. Heiserkeit durch Klimaanlagen oder bei kaltem trockenem Wind. Die Kehle brennt. Gerne wird eiskaltes Wasser getrunken.
- Häufig sind Warzen zu finden, kleine disseminierte Warzen vom Typ Molluscum contagiosum oder größere an den Fingern in der Nähe der Nägel.
- Die Kinder stottern, sprechen Wörter schlecht aus, was sie früher oder später zum Logopäden führt.
- Von manchmal diktatorischem Gehabe, können sie ihre Umgebung auch mit ihrer Schwäche beherrschen.
- Das Kind macht gerne ins Bett im ersten Schlaf, verliert aber auch Urin beim Husten oder Laufen.

Beobachtung

Lionel wächst schlecht

Lähmung des Erb'schen Plexus, dann ein Schlüsselbeinbruch, langsame Entwicklung, schüchtern in der Schule, Furcht vor Hunden, der Dunkelheit, Warzen in Nagelnähe, wiederholte Zahnabszesse.

▶ Deutliche Besserung mit **Causticum in ansteigenden Potenzen (C9–C30)**.

Cenchris contortrix

Die Urszene

- Cenchris träumt, daß er eine Vergewaltigung mitansieht.
- Man findet es auch in Kents Repertorium unter »Streitsüchtig: aus Eifersucht« (**Lachesis, Nux vomica**).
- Diese Arznei ist unter Homöopathen als »rechtsseitige Lachesis« bekannt.

Beobachtung

Ein Junge will nicht geboren werden

Ein zehn Jahre altes Kind wird vorgestellt wegen charakterlicher Störungen, die das Familienleben und den Schulbesuch erheblich beeinträchtigen: extreme Eifersucht, ständige Streitereien und Handgreiflichkeiten. Schon bei der ersten Konsultation sagt mir die Mutter, daß der Junge im Alter von 5 Jahren ins elterliche Schlafzimmer gekommen sei, als die Eltern eben miteinander schliefen. Seither belegt er sie mit allen möglichen Schimpfnamen (von wilden Tieren, prähistorischen Persönlichkeiten usw.).

Ich hatte ihm schon eine ganze Anzahl von Arzneien ohne Erfolg gegeben.

- ▶ Nach **Kreosotum C15** wegen der auffallend frühzeitigen kariösen Zerstörung der Zähne hatte der Junge geträumt, daß seine Eltern miteinander schliefen, er über dem Bett schwebte und nicht geboren werden wollte.
- ▶ Ich dachte daraufhin an **Anacardium** (Halb Engel, halb Teufel, zögert: Sein oder Nicht-Sein?).

Kein Resultat. Ein Jahr später sehe ich ihn wieder, sein nervlicher Zustand ist unverändert.

- ▶ Da erst kommt mir die Idee mit **Cenchris**: **eine Gabe der C15** ändert das Bild und läßt das Kind ruhig werden, vernünftig und fleißig in der Schule.

Chamomilla vulgaris
Der Sturm

▷ »Der Schmerz ist zu heftig, ich habe das nicht verdient.«

- Egal, ob es Schmerzen unter der Geburt sind, beim Durchbruch der Zähne oder bei einer Otitis, Chamomilla brüllt, schreit, weint, ist extrem unruhig und entnervt, fuchtelt herum, kurz, ein wahres Tropengewitter.
- Überdies verträgt es auch keine meteorologischen Gewitter und hat Angst vor Wind.
- Man sieht häufig eine rote und eine blasse Wange.
- Das Fieber erreicht sein Maximum von 21 Uhr an bis Mitternacht, mit profusem saurem Kopfschweiß.
- Der Zustand des Kranken bessert sich, wenn er getragen oder in einem Wagen gefahren wird. So fahren abends die Väter durch die Stadt, um ihr Baby in den Schlaf zu wiegen, das eine schwierige Zahnung durchmacht.

Chelidonium
Die große Erleuchtung

▷ Noch ein großes **Lebermittel**, mit einem weithin bekannten, charakteristischen Symptom:

- Dauernder Schmerz unter dem unteren Winkel des rechten Schulterblatts, ob nun im Verlauf eines Ikterus entzündlicher (Hepatitis) oder cholestatischer (Gallensteine) Genese.
- Die Schmerzen sind schlimmer von 4 bis 9 Uhr morgens.
- Die Zunge ist gelb und weist Zahneindrücke auf.
- Dem Kranken geht es besser, wenn er etwas Heißes ißt oder trinkt.
- Es besteht ein Wechsel zwischen Durchfall und Verstopfung.

▷ Der zweite Aktionsbereich dieser Arznei ist die **Lunge**, speziell bei Asthma durch Wetterwechsel.

- Dann sieht man Nasenflügel bei der Atmung und eine Besserung des Zustands, wenn der Kranke liegt (was bei Asthma eher ungewöhnlich ist, im allgemeinen tritt Besserung durch Aufsetzen ein).
- Manchmal handelt es sich um eine Pneumonie des rechten Oberlappens (**Calcium carbonicum**) mit trockenem Husten, schlimmer nachmittags gegen 16 Uhr.

▷ Schließlich ist von E. Valero ein dritter Angriffspunkt des Mittels herausgearbeitet worden: die **Augen**.

- Lichtstarre Pupillen, Lähmung des N. opticus oder der Augenmuskeln, Strabismus, Katarakt, Photophobie, Neuralgie bei angestrengtem Nach-oben-Sehen.
- Auf seelischer Ebene besteht eine depressive Tendenz. Der Kranke ist betrübt über die Gegenwart und die Zukunft.

Wie E. Valero ausführt, ist die Leber seit der Antike symbolisch mit dem Augenlicht verknüpft. Sie ist der Sitz eines anderen Verstehens der Dinge, einer anderen Weisheit in Entscheidungen, die getroffen werden. Chelidonium weigert sich, klar zu werden, weigert sich, die Wahrheit zur Kenntnis zu nehmen, das Licht zu sehen. Chelidonium-Menschen sind nach Vithoulkas energisch, praktisch, realistisch und anti-intellektuell. Sie vermeiden alles, was nach Abstraktion und spekulativen Theorien aussieht, sie versuchen niemals eine Situation zu begreifen. Dies ist für sie reine Zeitverschwendung. Sie bleiben im Bereich der Materie und kommen nur sehr schwer zu tieferen Einsichten auf einer spirituellen Ebene.
Annick de Souzenelle betont, daß die Passage der Leberpforte bei Chelidonium ein Problem darstellt. Man findet dieses Mittel auch bei den metaphysischen Ängsten. In diesem Zusammenhang ist das Auftreten einer kahlen Stelle am Hinterkopf von Belang, die der Tonsur der Mönche ähnlich sieht.
Die Arznei wird auf Personen passen, denen irgendeine Laus an der Leber nagt. Sie fühlen sich verantwortlich für den Tod von Menschen und fühlen sich beim geringsten Geräusch wie auf frischer Tat ertappt. Es gibt Dinge, die sie nicht sehen wollten, Wege, die sie nicht beschreiten wollten. Daher rühren ihre Gewissensbisse.

China

Die Anämie

- Ein großartiges Mittel für Erschöpfungszustände, Anämie und Wechselfieber.
- Bei seinem Selbstversuch mit Chinarinde entdeckte Hahnemann die Prinzipien der Homöopathie. China-Patienten wollen an alles gleichzeitig denken. Die Ideen brodeln nur so in ihrem Kopf. Sie stoßen an die vorgefaßten Meinungen der anderen und erschöpfen sich dabei.
- Die Arznei paßt gut bei Anämie nach Blutverlust, etwa nach Operation oder Entbindung, bei schweren hämorrhagischen grippalen Infekten oder bei längerdauernden, erschöpfenden Durchfällen mit viel Abgang von Blähungen.

Chininum arsenicosum

- Bei dieser Arznei findet man die Schwäche und Anämie von **China** und die Todesangst von **Arsenicum album**.
- Es ist ein gutes Mittel für Ekzeme und Asthma bei Personen, die allergisch auf Fisch oder Eier reagieren.
- Ebenfalls nützlich nach Schwangerschaften mit viel Blutverlust.

Cicuta virosa

Die Zeit ist irre, die Leute sind irre

- Diese Arznei entspricht Leuten, die eines Tages einen Stoß oder Schlag am Kopf erhalten haben, beispielsweise während einer schweren Geburt.
- Häufig haben sie ein Ekzem mit zitronengelben Krusten, das nur wenig juckt.
- Man findet Fieberkrämpfe und neurologische Syndrome nach Unterdrückung von Hautausschlägen durch Salbenapplikation.

Diese Patienten ziehen sich in sich selbst zurück und an den Rand der Gesellschaft, um einer Welt zu entkommen, die sie immer mehr für irrsinnig halten.

Beobachtung

Ein Baby hat ein Ekzem mit gelben Krusten

Brigitte bringt mir ihr Baby, das einen gelben und verkrusteten Ausschlag hat. Sie selber hat eine Deformation an der Nase. »Das war ein Pferdehuf, da war ich 20. Die Welt ist verrückt. Ich hab mich entschieden, ganz autonom zu leben, auf einem Bauernhof, weit weg. Wir haben unsere Quelle, unseren Generator, unser Gemüse, unsern Käse ...«

▶ Das Baby wird schnell gesund nach **einer Gabe Cicuta C15**.

Cimicifuga (Actaea racemosa)

Unter Schmerzen sollst du gebären

▷ Dieser biblische Satz ist Bestandteil unseres jüdisch-christlichen Erbes. Seit Tausenden von Jahren ist das Gebären eines lebendigen Kindes für die Frauen ein Würfelspiel mit dem Tod gewesen. Kommt das Kind durch? Wird es eine Blutung geben, die die Mutter bei der Entbindung nicht übersteht?

- Ich habe im tiefsten afrikanischen Busch praktiziert und diese Realität, diese verzweifelte Situation der Mutter, mit eigenen Augen gesehen. Gegenwärtig haben bei uns, dank der modernen Geburtshilfe, der Sonographie, des Monitoring, des Kaiserschnitts usw., diese Dinge ein wenig von ihrem Schrecken verloren, doch die Angst aus dem kollektiven Gedächtnis von tausenden von Jahren ist häufig noch auf den Gesichtern der Frauen zu sehen, die bald niederkommen werden, besonders, wenn es sich um Erstgebärende handelt.

▶ Hier gibt **Cimicifuga C12, C15** oder **C30** das Vertrauen, die Ruhe und Ausgeglichenheit zurück, und die Kreißende kommt schnell und problemlos nieder.

- Beim Kind ist eine gute Arznei für Unruhe während der Zahnung (die praktisch eine Doppelung des Geburtsvorgangs darstellt).

Beobachtung

Florence erwartet ihr erstes Kind

Florence, 23 Jahre alt, erwartet ihr erstes Kind. Eines Nachmittags, als sie die ersten Wehen spürt, ruft sie ihren Mann an, daß er sie in die Klinik fährt. Nach der Untersuchung dort schickt sie die Hebamme wieder nach Hause: »Die Geburt hat noch kaum angefangen, der Muttermund ist noch geschlossen, kommen Sie heute abend oder morgen wieder, liebes Kind.«

▶ Wieder zu Hause nimmt Florence **eine Gabe Cimicifuga C12**.

Nach drei Stunden setzen heftige Wehen ein, das Kind scheint bereits tiefergetreten. Wieder ruft sie ihren Mann an, der sie eilends in die Klinik fährt. Bei der Ankunft ist der Muttermund vollständig eröffnet, und das Kind wird in den folgenden fünf Minuten geboren.

▶ Ein Ratschlag: **Diese Arznei lieber erst in der Klinik nehmen und dableiben!**

Cina

Der Wurm drin

- ▷ Wir beherbergen in unserem Körper eine ganze Anzahl Mikroben und Parasiten, mit denen wir in Harmonie zusammenleben. Wenn dieses Gleichgewicht gestört ist und intestinale Parasiten überhandnehmen, ist oft ein Zustand vorhanden, der nach Cina verlangt.
- Man hat es da mit einem schlechtgelaunten Kind zu tun, das ständig widerspricht, unruhig ist, weder berührt noch gestreichelt werden will, das tausend Dinge will, die es gleich wieder zurückstößt, wenn man sie ihm reicht.
- Zu diesem reizbaren Temperament kommt ein wechselhafter Appetit, Zähneknirschen, heftiges Jucken der Nase und des Anus.
- Das Gesicht ist blaß, die Augen gerändert und eingesunken.
- Manchmal sieht man sogar Krämpfe mit und ohne Fieber.
- Wenn Fieber dabei ist, ist es sehr hoch; die Zunge bleibt sauber, das Gesicht ist kalt, obwohl die Hände warm sind.
- Verschlimmerung nachts, im Sommer und in der Sonne.
- Es ist auch eine Arznei für nervösen, krampfartigen Husten sowie für Husten während der Zahnung.

Coca

Die Höhe

- Die Arznei zur Anpassung an Höhenluft.
- Die peruanischen Indios kauen die Coca-Blätter beim Gehen in den Bergen. Ein Baby sollte nicht höher als 1000 m während des ersten, nicht höher als 2000 m während des zweiten Lebensjahres gebracht werden.
- ▶ Wenn ein Aufenthalt in großer Höhe unvermeidlich ist, kann man **Coca C9** während einiger Tage zur Adaptation geben.
- In hoher Verdünnung ist es eine tiefwirkende Arznei für Leute, die sich in Gesellschaft unwohl fühlen, und denen das Gefühl für Gut und Böse abhanden gekommen ist.

Cocculus

Das Unwägbare im Leben kontrollieren

- Die Arznei ist bekannt als eine für Krankenschwestern, die bei den Kranken wachen, und für Menschen, die Sterbende begleiten.
- Es ist auch ein gutes Mittel für die Reisekrankheit, wenn die Straße sehr kurvenreich ist (**Petroleum**, wenn es nach Benzin riecht, **Tabacum**, wenn im Auto geraucht wird, **Nux vomica**, wenn der Betreffende sehr unruhig ist und brechen muß).

Cocculus möchte die Geheimnisse des Lebens kennenlernen und dessen Wechselfälle kontrollieren, was zu einem gewissen karitativen Voyeurismus führt. Häufig werden diese Menschen dann Krankenschwestern, Ärzte oder Psychoanalytiker.

Beobachtungen

Ein Kind will nicht in den Kindergarten

Ein dreijähriges Kind kommt wieder einmal wegen einer fieberhaften Bronchitis. Es ist eins meiner Mißerfolge. Seit seiner Geburt hat dieses Kind mehrere Male im Monat diese Bronchitis, ohne daß die diversen Arzneien, die schon verschrieben wurden, an dieser Regelmäßigkeit etwas geändert hätten. Ich weiß, daß der Vater stark raucht, und ich setze das schlechte Ergebnis auf die Rechnung dieses ständigen Passivrauchens. An diesem Tage kommt das Fieber am Morgen, weil das Kind sich weigert, in den Kindergarten zu gehen. »Normalerweise geht er sonnabends nicht in den Kindergarten, weil ich da zu Hause bin und ihn hier behalte. Aber heute war da Tag der Offenen Tür. Er wollte aber partout nicht hin und wollte auch nicht darüber diskutieren.« Ich vergleiche die Rubriken »Fieber durch Zorn« und »Durstlos während des Fiebers« und finde Cocculus und noch einige wenige Mittel. Jetzt fällt mir ein, daß der Vater Pfleger auf der Psychiatrie ist und seine Zeit damit verbringt, vertrauliche Gespräche mit den Kranken zu führen. Sollte es Cocculus sein? Ich schlage meinen Boericke auf und finde folgende Symptome: »Atemnot wie von Einschnürung der Luftröhre, wie gereizt durch Rauch.«

▶ Cocculus bringt Fieber und Bronchitis innerhalb von 24 Stunden zum Verschwinden.

Seit nunmehr mehreren Monaten ist kein Rückfall aufgetreten. Ich empfehle die Arznei auch dem Vater.

Cocculus will das Geheimnis, das hinter den Erscheinungen des Lebendigen steckt, ergründen und hofft, es zu finden, indem er die letzten Worte der Sterbenden aufschnappt.

Eine Krankenschwester hat ein Ischias-Leiden

Eine Krankenschwester bittet mich um Rat wegen eines Ischias-Leidens. Die Symptome, die sie nennt, lassen an eine Anzahl von Mitteln denken, unter ihnen Cocculus. »Wie verhalten Sie sich, wenn Sie in Ihrem Beruf mit dem Tod konfrontiert werden?« Ihr Blick wird intensiver. »Wenn jemand stirbt auf der Station, muß ich ihm die Hand bis zum Ende halten. Es ist stärker als ich. Meine Kollegen machen meine Arbeit in dieser Zeit ...«

Coffea
Die Freude

- Die Arznei paßt auf zarte, nervöse, schlaflose Babys, insbesondere bei der Zahnung (**C9, 3 Granula beim Schlafengehen**).
- Auch ein gutes Mittel bei Zahnschmerzen, das man präventiv vor dem Zahnarztbesuch nehmen kann.
- Beim älteren Kind ist es angezeigt bei Aufregung oder Schlaflosigkeit nach einer starken Emotion (Reise in den Urlaub, Geburtstag usw.) oder generell bei sehr starker Freude.

Beobachtung

Yan kann nicht einschlafen

Yan ist 10 Monate alt, als seine Eltern ihn zum erstenmal in den Urlaub auf ein Chalet mitnehmen. Abends, nach einem Tag, der aufregender war als jeder andere, kann das Baby nicht einschlafen. Es möchte spielen, sein Blick ist lebhaft und wach, während der Abend immer länger wird.

▶ Einige Kügelchen **Coffea C9** reichen, um es zu beruhigen und in einen geruhsamen Schlaf zu schicken.

Colocynthis

Die abgeprallte Wut

- Dies ist eine Arznei für spastische, krampfhafte Schmerzen nach einem Zorn, der sein Ziel nicht erreicht hat und zu einem Gefühl der Entrüstung führt.
- Colocynthis ist vor allem nützlich in den Zwischenjahreszeiten, wenn die Luft noch kalt und die Sonne schon sehr warm ist.
- Man sieht dann schrecklichste Bauchschmerzen, die das Kind dazu bringen, sich vornüber zu beugen, Durchfall bei jedem Versuch der Aufnahme flüssiger oder fester Nahrung.
- Wärme und Druck bessern die Bauchschmerzen.

Beobachtung

Thomas hat Koliken

Thomas, 2 Monate alt, wird gebracht wegen heftigster Koliken. Das Kind windet sich vor Schmerzen, krümmt sich und schreit ununterbrochen. Die junge Mutter ist erschöpft. Während der Schwangerschaft hatte sie viel Ärger im Beruf und mußte die Hänseleien und Anzüglichkeiten ihres Chefs ertragen, der ihr ihre Schwangerschaft vorwarf.

▶ Mit **Colocynthis C7, 3 mal 3 Kügelchen am Tag** für die stillende Mutter, lassen die Probleme bald nach.

C

Conium maculatum

Der Weg der Erkenntnis

▷ Der Schlüssel zu dieser Arznei liegt in der Energieverteilung zwischen oben und unten.

Beim Menschen ist die Energie zu Beginn am unteren Ende der Wirbelsäule konzentriert, im sakralen Plexus, um von dahin zu den Genitalorganen auszustrahlen und die horizontale Reproduktion und die Zukunft der Art über die Kinder sicherzustellen. »Seid fruchtbar und mehret euch!« Nach der Vermehrung muß der Mensch, wenn er »fruchtbar« sein, d. h. »Früchte bringen« will, nach oben wachsen, die Energie aus dem Sakralplexus in den Solarplexus und weiter längs der Wirbelsäule zu anderen energetischen Zentren (den hinduistischen Chakras) befördern. Hier kommt Conium ins Spiel. Im Laufe dieses Weges erlangt man Erkenntnis. Um welche Erkenntnis handelt es sich? Es handelt sich in der Tat um den Aufstieg zur Spiritualität, zu Gott.

- Der Conium-Patient neigt zum Aberglauben und stürzt sich wahllos auf diverse esoterische Lektüren, flattert hierhin und dorthin, ohne den Weg des Heils zu finden.
- Nach diesem Fehlschlag ergibt er sich einer zügellosen Sexualität.
- Conium gleicht dem Hahn, der symbolisch einerseits für ein etwas angeberisches, kämpferisches, rechthaberisches Individuum steht, andererseits für den Propheten, der unfehlbar den Beginn des neuen Tages ankündigt. Erinnern wir uns, daß der Hahn das Symboltier Frankreichs ist, und natürlich auch an Hahne-Mann …
- Diese Arznei ist nützlich bei Heranwachsenden, die ihre Studien vernachlässigen, um sich dem anderen Geschlecht in manischer Art und Weise zu widmen, oder die von einem Fach zum anderen wechseln, ohne etwas zu Ende zu bringen.
- Häufig sieht man eine ausgeprägte Akne.
- Das Conium-Individuum hat einen diktatorischen und pedantischen Charakter.
- Häufig leidet er unter rezidivierenden Cerumen-Pröpfen und unter chronischer Verstopfung der Nase, manchmal auch an Asthma.
- Man findet gelegentlich auch eine aufsteigende, bei den Füßen beginnende Paralyse, die sich nach oben ausdehnt (vor allem bei alten Menschen).

Beobachtungen

An den Rollstuhl gefesselt

Eine ältere Dame von autoritärem und pedantischem Wesen bekommt die Charcot-Marie-Tooth'sche Krankheit, eine aufsteigende Lähmung der unteren Gliedmaßen, deren Fortschreiten die Patientin bereits an den Rollstuhl fesselt.

▶ Sie erhält **eine Gabe Conium C30**.

Nach einem Jahr und zur großen Überraschung ihres Neurologen läuft sie ohne Beschwerden. Sonntags zieht sie mit der Bibel bewaffnet durch das Viertel, denn in der Zwischenzeit hat sie zum Glauben gefunden und ist einer protestantischen Sekte beigetreten.

Fréderic kann sich nicht an das Studentenleben gewöhnen

Fréderic, 18 Jahre alt, wiederholt sein erstes Jahr an der Universität. Obwohl ein brillanter Schüler auf dem Gymnasium, scheint er unfähig, sich an das Studentenleben zu gewöhnen, dessen neue Freiheiten er mißbraucht. Er hat eine chronische Verstopfung der Nase. Viele verschiedene Fachgebiete interessieren ihn. Er studiert sie alle eine Zeit lang intensiv, ist aber unfähig, bei der Stange zu bleiben. **Hier hilft Conium**.

Veterinärfall

Jeff, ein Schäferhund, ist im Alter von 12 Jahren von einer Lähmung der hinteren Gliedmaßen betroffen. Drei Tierärzte können nichts anderes vorschlagen, als das Tier einzuschläfern. Die Lähmung hat nach einer Zeit der Jagd begonnen, von der der Hund erschöpft und, so scheint es, enttäuscht zurückgekommen ist. Er scheint durchaus von autoritärem Charakter (man muß ihm das Futter als erstem hinlegen, wenn man nicht riskieren will, daß er eine Keilerei mit den anderen Hunden anfängt). Die Untersuchung zeigt eine große Prostata.

▶ Die Lähmung verschwindet innerhalb von 14 Tagen nach **einer Gabe Conium C9**.

Croton tiglium

Das Aufgestaute entlädt sich

- Diese Arznei ist bekannt für Ekzeme, vor allem an den Genitalien, die mit Asthma abwechseln können, für Schmerzen der weiblichen Brust, die beim Stillen in den Rücken ausstrahlen, und insbesondere für Sommerdurchfälle mit heftigen plötzlichen und explosionsartigen Entleerungen.
- Der Geist dieser Arznei ist dem Charakter dieses Durchfalls sehr ähnlich.
- Croton tiglium-Patienten häufen in ihrem Inneren Sorgen und Kummer an bis zur Explosion. Bei diesen Entladungen sind die Kinder wild und gewalttätig.

Beobachtung

Christoph leidet an Asthma und Ekzem

Christoph ist »zu schnell geboren« nach Aussage der Hebamme, die nicht mal Zeit hatte, Handschuhe anzuziehen. In der Folge leidet er an einem Wechsel zwischen Asthma und Ekzem, und stellt sich nun, im Alter von 7 Jahren, wegen einer explosiven Sommerdiarrhoe vor …

Cuprum metallicum

Ich bin nicht auf der Höhe

- Eine andere Arznei für Krämpfe, Spasmen und Konvulsionen.
- Cuprum ist von großem Wert bei einigen schweren Fällen von Säuglings-Epilepsie wie dem West-Syndrom, wo ich **eine Dosis Cuprum C15** eine epileptische Enzephalopathie habe schlagartig beenden sehen, bei der die angewandten Allopathika überhaupt keine Reaktion erzielten.
- Ebenfalls eine gute Arznei für Babys mit Tracheomalazie. Der Larynxknorpel ist zu weich und das Kind atmet immer, als hätte es eine schwere Laryngitis.
- Bei Dreimonatskoliken ist Cuprum hervorragend, wenn folgendes Symptom vorhanden ist: man hört ein Gluckergeräusch, wenn das Kind an der Flasche nuckelt.
- Cuprum hilft bei erstickendem Asthma gegen 3 Uhr morgens, wenn der Husten durch Trinken besser wird.
- Auch bei Keuchhusten ist an Cuprum zu denken.
- Schließlich ist es sehr hilfreich bei schmerzhafter Armluxation nach einem heftigen Zug an der oberen Extremität (Kind an der Hand gehalten), wie bei **Plumbum** (schmerzhafte Pronation).

Die Idee von Cuprum besteht in der Tatsache, daß das Individuum sich nicht auf der Höhe der Anforderungen befindet, die an es gestellt werden. Es findet sich in einer Situation wieder, die es überfordert, etwa wie bei einem Beamten, der die Leiter der Hierarchie hochklettert, bis er auf ein Niveau gerät, für das er nicht ausgerüstet ist.

Beobachtung

Juliette kann sich in der neuen Klasse nicht anpassen

Juliette ist 11 Jahre alt und kommt in die 6. Klasse. In einer der ersten Pausen dort wird sie von einem größeren Schüler angerempelt. Seither hat sie Angst, in die Schule zu gehen, arbeitet nicht mehr und fällt zurück. Im Alter von 2 Monaten hatte sie einen Larynxkrampf mit erheblicher Dyspnoe, die Mutter habe, weil sie am Ersticken gewesen sei, mehrmals Mund-zu-Mund-Beatmung machen müssen. Augenblicklich ist sie nicht in der Lage, die 6. Klasse fortzusetzen und möchte in die Grundschule zurück, wo sie im Vorjahr gewesen war. Sie klagt außerdem über nächtliche Krämpfe in den Waden.

▶ Nach **einer Gabe Cuprum C15**, dann **C30**, mit zwei Wochen Zwischenraum, gelingt die Anpassung an die neue Klasse ohne Probleme.

C

Curare

Die Weigerung, für sich aufzukommen

- Diese Arznei paßt auf Kinder, die nichts selbst tun möchten, obwohl sie bereits groß sind. Immer muß die Mutter die Schuhe zubinden, den Hintern abputzen usw.
- Man findet Allergien auf Curare-Derivate, wie sie in der Anaesthesie verwendet werden. Curare ist ein Gift, das lähmt und jede Aktion unterbindet.

Beobachtung

Mathieu leidet an Asthma

Mathieu hat Asthma. Während der Schwangerschaft war eine Operation der Mutter nötig geworden, bei der es Komplikationen infolge einer Überempfindlichkeit auf Curare-Derivate gegeben hatte.

▶ Diese Geschichte brachte mich auf **Curare**, das das Kind heilte.

Cyclamen
Der verborgene Kummer

- Es ist der Kummer, den man nicht zeigt.
- Bei der Anamnese kann man auf Cyclamen kommen, wenn der Patient einem nicht direkt in die Augen sieht. Das linke Auge schielt ein wenig nach innen. Was verbirgt uns Cyclamen?
- Beim Säugling fällt ebenfalls der Strabismus auf, sowie eine Mammitis mit Milchsekretion.
- Bei größeren Kindern findet man depressive Tendenzen.
- Es fällt auf, daß der Cyclamen-Patient nicht mehr aus dem Haus gehen will.
- Überdies sind diese Individuen häufig allergisch auf Katzen, die sie dennoch über alles lieben. Der Speichel und die Haare der Katze sind außerordentlich potente Allergene, die Schnupfen oder Asthma auslösen können.
- Erwachsene, die dieses Mittel brauchen, zeichnen sich durch ihren schwarzen Humor aus, der die traurigsten Ereignisse in zynischster Form ins Lächerliche zieht.

Cyclamen hätte gerne ein Leben ohne Makel. Da ist aber immer irgendeine Sache, die fehlerhaft ist und den Gesamteindruck stört. Cyclamen macht das ganze Bild schwarz wegen eines einzigen schwarzen Flecks.

Beobachtungen

Bruno hat einen Strabismus

Bruno, 1 Jahr alt, hat einen Strabismus convergens. Zwei Tage vor der Geburt ist die Schwester seiner Mutter bei einem Autounfall ums Leben gekommen.

Maeva und ihr Vater schielen

Maeva kommt zur U1. Sie hat eine Mammitis mit Milchsekretion und einen intermittierenden Strabismus. Ich bemerke, daß der Vater ebenfalls schielt.

▶ Ich schlage also vor, daß **beide eine Gabe Cyclamen** zu sich nehmen.

Der Vater fragt mich, was es denn mit dieser Arznei so auf sich habe. »In einigen Fällen«, sage ich, »entspricht sie einem Kummer, über den man nicht spricht.« Ich sehe, wie seine Augen feucht werden. Er erzählt, daß er von seinen Eltern verstoßen wurde und in einem Heim aufgewachsen sei.

C

Gérard will nicht mehr in die Schule

Gérard, 17 Jahre alt, ist depressiv. Er will nicht mehr auf die Straße gehen, noch weniger in die Schule. Ich bemerke einen diskreten Strabismus des linken Auges. Der Vater, der ihn begleitet, hat die gleiche Form des Schielens. Ich frage ein wenig nach der Familienvorgeschichte. Wie geht es z. B. dem Großvater väterlicherseits? Die Augen des Vaters füllen sich mit Tränen. Sein Vater ist vor 17 Jahren an einem Hirntumor gestorben.

▶ Sowohl der Junge wie der Vater erhalten **Cyclamen C15**, dann **C30**.

Bei der Folgekonsultation geht es beiden besser. Um sich zu bedanken, schenkt mir der Vater ein Comic-Album ... voller schwarzem Humor.

Claudine will nicht gesund werden

Claudine, 10 Jahre alt, kommt mit Asthma, das mit einem Ekzem am Fuß alterniert. Das Ekzem sei zuerst am Lutsche-Daumen aufgetreten im Alter von 16 Monaten, habe sich dann auf die Hände erstreckt und sei schließlich auf die Füße gewechselt, wo es sehr stört und nässt. Die einzige Arznei, die etwas auszurichten scheint, ist **Sulfur**, doch treten danach unweigerlich Asthmaanfälle auf, abends gegen 20 Uhr, die wiederum gut auf **Belladonna** reagieren. Allergologische Tests haben eine starke Katzenallergie ergeben, doch das Kind weigert sich, sich von seinem Kätzchen zu trennen.

Im Juni 1990 wird der Zustand schlimmer. Jetzt treten die Asthmaanfälle konstant auf. Ich sehe sie wieder, doch auch nach einer Stunde Befragung kommen keine neuen Anhaltspunkte zusammen, bis ich, etwas überdrüssig ihrer kurzen und ausweichenden Antworten, schließlich frage: »Sag mal, willst du eigentlich wirklich gesund werden?« Zu meiner wie der Eltern größten Überraschung antwortet sie: »Nein, ich will nicht gesund werden.« Auf einen Schlag fällt mir Cyclamen ein, denn dieser Satz war von einem Patienten Dr. FAYETONS geäußert worden, der anschließend mit Cyclamen geheilt worden war. Jetzt paßten die Teile des Puzzles zusammen: es handelt sich um ein mageres Mädchen, das wenig ißt, wenig sagt (**Natrium muriaticum** war ohne Erfolg gegeben worden). Sie »macht das ganze Bild schwarz«, als fände sie ein Vergnügen darin, jedesmal, wenn sie krank ist und zeigt eine Attitüde von beinahe pathetischer Schuld. Die traditionelle religiöse Erziehung, die sie erhält, bestärkt sie noch in diesem Schuldgefühl.

Was ist ihr verborgener Kummer? Wahrscheinlich der Bruch der Symbiose mit der Mutter im Alter von 16 Monaten, als diese die kleine Schwester bekam. Die Katze ersetzt – zugegeben, mehr schlecht als recht – die Mutter im Bett.

▶ Ich verschreibe **Cyclamen C15**.

Im folgenden Jahr verschwinden Ekzem und Asthma. Appetit und Fröhlichkeit kehren zurück. Der Winter bringt nur einige kleine Schnupfenepisoden, obwohl das Mädchen, gegen den strengen Rat des Allergologen, immer noch mit der Katze im Bett schläft.

Digitalis
Der Fehlschlag

- Der Digitalis-Patient ist außerordentlich verwundbar durch Fehlschläge.
- Er ist voller Angst vor der Zukunft.
- Auf körperlicher Ebene konzentrieren sich die Probleme auf das Herz: langsamer Puls, Herzklopfen, als wenn das Herz stehenbliebe. Das Herz ist erweitert und hypertrophiert **(Laurocerasus)**.

Digitalis ist introvertiert. Er kann sich kein Herz fassen.

- Wie **Sepia** verspürt er Übelkeit beim Geruch von Speisen.
- Man sieht ebenso eine Ablösung der Netzhaut (**Apis, Aurum, Gelsemium, Phosphor**), eine hypertrophierte Leber und schließlich eine chronische Bronchitis.

Diphtherotoxinum

- Eine nützliche Arznei zur Lösung von Blockaden bei einigen Fällen mit rezidivierenden Anginen oder Laryngitiden, einer Diphtherie oder einer heftigen Reaktion auf die Diphtherie-Impfung in der Vorgeschichte (**eine** oder **zwei Gaben der C15** und **C30**).
- Bei Kindern, die wiederholt eine Laryngitis bekommen, sollte man besser die DTP-Impfung zugunsten einer Tetanus-Polio-Impfung (ohne Diphtherie) veranlassen.

D

Drosera

Die fleischfressende Pflanze

▷ Nach HAHNEMANN die Hauptarznei beim Keuchhusten, von ihm in der **C30** zu Beginn der Symptome empfohlen und nicht zu wiederholen.

- Reizhusten, Heiserkeit, Asthmaanfälle, Husten bei der Zahnung sind ebenfalls Symptome, die an dieses Mittel denken lassen, wenn es eine Verschlechterung nach Mitternacht, durch Liegen und durch Bettwärme gibt.

Die Arznei paßt für Menschen, die sehr empfindlich für die Boshaftigkeit der anderen sind in einer Welt des Fressens oder Gefressenwerdens.

Beobachtung

Cindy hat Lungentuberkulose

Cindy hat die BCG-Impfung bei der Geburt bekommen. Bald danach, der Vater ist Soldat, zieht die Familie nach Djibouti. Vor der Abreise bekommt Cindy, nunmehr 2 Jahre alt, noch einmal eine BCG-Impfung, da die erste nicht angeschlagen hat. Im Alter von 4 Jahren muß sie in die Heimat zurück wegen Lungentuberkulose. Es besteht eine deutliche hiliäre Lymphadenopathie nahe dem rechten Hauptbronchus und das Kind erhält eine Dreifach-Antibiose. Dennoch hält die Lymphknotenschwellung an. Die Eltern suchen mich also vier Monate später auf. Ich erinnere mich daran, daß BOERICKE schreibt: »Drosera kann die Widerstandskraft gegen Tuberkel beseitigen und sollte sie deshalb auch erhöhen können.«

▶ Ich verschreibe **eine Dosis Drosera C15**.

Der Husten verschwindet, der Allgemeinzustand bessert sich, und zur allgemeinen Überraschung zeigt das Röntgenbild nach zwei Wochen bereits eine deutliche Rückbildung der Lymphadenopathie um etwa die Hälfte.

▶ Nach **Drosera C30** verschwindet die hiliäre Schwellung vollständig.

In der Folge bekam Cindy einen kleinen Bruder, dessen Entwicklung ich Gelegenheit hatte, zu verfolgen. Als ich ihn im Alter von 4 Monaten gegen Keuchhusten impfen will, sind die Eltern dagegen mit dem Hinweis, daß seine ältere Schwester, also Cindy, diese Impfung sehr schlecht vertragen habe. Da hatte also die Keuchhusten-Impfung das Terrain für die Lungentuberkulose bereitet!

Dulcamara
Die feuchte Kälte

- Der Mensch beginnt sein Leben in der feuchten Wärme der Mutterbrust, später läßt man ihn eher im kalten Regen stehen. Dulcamara, das Bittersüß, ist die Arznei für Folgen von feuchter Kälte, im Herbst zumeist, wenn einem warmen Tag ein frischer und feuchter Abend folgt. Es handelt sich hierbei natürlich um die Feuchtigkeit der Erde (Regen, Nebel, Moor) und nicht um die Meeresfeuchtigkeit, die eher **Rhus toxicodendron** oder **Natrium sulfuricum** erfordert.
- Die Folgen feuchter Kälte können eine Verstopfung der Nase, eine Erkältung mit rauhem, krampfartigen Husten bis hin zum Asthma sein.
- Oder es sind ein Durchfall mit Koliken in der Nabelregion, rheumatische Schmerzen, eine Zystitis.
- Bei einer Otitis ist ein Symptom charakteristisch: der Ohrenschmerz ist von Übelkeit begleitet.

▶ Kurz, bei allen akuten krankhaften Phänomenen, die an einem Regentag auftreten, ist es ratsam, erst einmal **einige Kügelchen Dulcamara** zu geben (**C7** bis **C15**), die den Kranken häufig gesunden lassen.

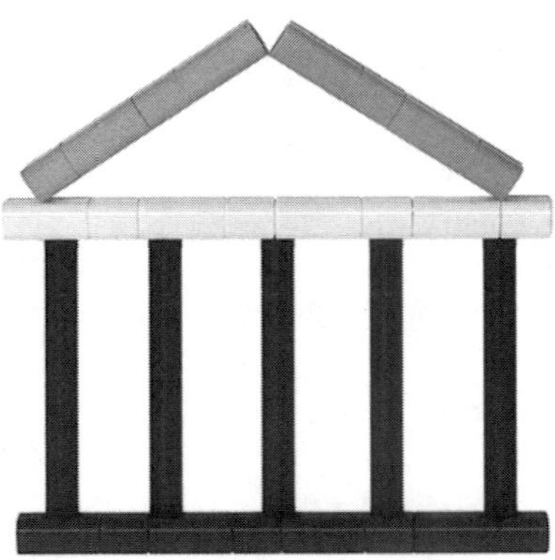

Ethylicum

- Ein gutes Mittel für erregte, nervöse und lügenhafte Kinder und Erwachsene mit einer Alkoholanamnese in der Familie (**C15** bis **C30**).

Eupatorium perfoliatum

Die Grippe

- Unser großes Grippemittel, wenn diese von starken Knochenschmerzen begleitet wird und einer Symptomatik des Verdauungstrakts mit profusem biliösem Erbrechen, starkem Durst, gelber Zunge, Schmerzen in der Leberregion und einem Schnupfen mit viel Niesen (Heiserheit und Husten).
- Auch eine Arznei für Wachstumsschmerzen bei Kindern.

Euphrasia

- Im Gegensatz zu **Allium cepa** ein Schnupfenmittel mit mildem Nasenausfluß, aber scharfen Tränen mit Konjunktivitis.
- Der Zustand des Kranken bessert sich in frischer Luft und verschlimmert sich abends.
- Die Wangen sind rot und warm.
- Husten tritt nur am Tag auf.
- Häufig findet man dieses Mittel zu Beginn der Masern indiziert oder bei Heuschnupfen mit Konjunktivitis.

Ferrum metallicum
Der Wille

▷ Eiserner Kanzler, eiserne Lady: die Thematik des Eisens hängt mit dem Willen zusammen.

- Zum Handeln braucht man Eisen, denn es transportiert den Sauerstoff in den roten Blutkörperchen. Sauerstoff wiederum ist unerläßlich für die Verbrennung, die die nötige Energie zum Handeln bereitstellt.
- Ferrum entspricht dicklichen blassen Babies mit subfebrilen Temperaturen (37,5°–38°) und einer Eisenmangelanämie.
- Das Ferrum-Kind ist autoritär und willensstark.
- Sein Gesicht ist eben noch rot und ganz plötzlich blaß und erschöpft.
- Es besteht eine Neigung zur Dickleibigkeit und zum Nasenbluten.
- Der Appetit ist sehr wechselhaft, das Kind mag keine einzelnen Bissen, sondern möchte sein Essen zu einer Pampe verrührt haben (**Lycopodium, Mercurius, Staphisagria**).
- Es besteht Unverträglichkeit von Eiern.
- Man findet außerdem einen Analprolaps, einen Analpruritus, eine Enuresis diurna et nocturna.
- Ein trockner Krampfhusten vor allem am Tage, chronisches Asthma oder Bronchitis können mit von der Partie sein.

Beobachtung

Nicolas hat Bronchitis im Winter

Nicolas klagt über eine chronische Bronchitis im Winter. Seine Leibesfülle ist auffallend und die Befragung erbringt eine Familienvorgeschichte von Anämie und eine Abneigung gegen Eier.

▶ Heilung nach **einigen Gaben Ferrum metallicum in ansteigenden Dosen** (**C9** bis **C30**).

F

Ferrum phosphoricum

Die virale Bronchitis

- Ein exzellentes Mittel für die virale Bronchitis zu Beginn des Winters, wenn ein kalter und trockener Wind weht (der Mistral z. B.).
- Ein trockener, ein wenig pfeifender Husten, ein blasses Gesicht mit plötzlicher Röte, Nasenbluten, subfebrile Temperaturen (37,5°–38°) sind die hauptsächlichen Symptome.
- Das Kind zeigt häufig Erbrechen von unverdauter Nahrung sowie eine kongestive Otitis, die sehr schmerzhaft sein kann, aber von nur geringem Fieber begleitet ist.

Beobachtung

Maxime leidet an Husten und Ohrenschmerzen

Ein Mistraltag. Maxime kommt ins Wartezimmer, weinend und sich die Ohren haltend. Hin und wieder schüttelt ihn ein rauher Husten. Temperatur 37,5°.

▶ **Ferrum phosphoricum C9** beruhigt ihn in wenigen Minuten, und er schläft im Arm seiner Mutter, als er endlich aufgerufen wird.

Bei der Auskultation hört man feinblasige Rasselgeräusche über beiden Lungen. Das Trommelfell ist stark hämorrhagisch und von Gefäßen durchzogen.

Fluoricum acidum

Liebe ohne Verantwortung

- Ein *konstitutionelles Mittel* für hitzige, extrovertierte, fröhliche, künstlerische Kinder mit exzellentem Gedächtnis, die sich leicht mit einem mageren **Sulfur** verwechseln lassen. Aber bei Fluoricum acidum ist immer eine gewisse Disharmonie des Gewebes dabei.
- Die Zahnung ist langsam und unregelmäßig. Ein Fall für den Kieferorthopäden.
- Karies erscheint verfrüht.
- Die Nägel wachsen sehr schnell, ständig muß man sie schneiden.
- Häufig sieht man Warzen um die Nägel herum (**Causticum, Dulcamara**).
- Bei den Größeren fällt eine frühreife Libido auf mit häufigen Erektionen, man findet sehr früh irgendwelche Liebschaften.
- Am Rücken besteht eine Neigung zur Skoliose.
- In der Schule fällt das Kind wegen fehlender Reife und einer gewissen Dumpfheit auf. Die Hausaufgaben sind gespickt mit orthographischen Fehlern.
- In fortgeschrittenem Alter schließlich erscheint eine Tendenz zu Varizen sowie eine frühzeitige Kahlheit.
- Die Fluoricum acidum-Erwachsenen sind sexuell sehr freizügig. Sie ertragen keine engen Bindungen, die ihre Freiheit in Liebesdingen einschränken und werden ihrer Verantwortung gegenüber dem Partner nicht gerecht.

Formica rufa

Die rote Ameise

- Dies ist eine Arznei für die Gelenke, das Rheuma, Gicht, gewisse chronische Nephritiden, eine Tendenz zur Polypose (in der Nase z. B.; vgl. **Teucrium marum**).
- Man sieht eine rote Haut mit Urtikaria, eine ausgiebige Transpiration, die nicht erleichtert.
- Über die psychische Ebene ist noch nicht sehr viel bekannt.

G

Gelsemium

Gelähmt vor Aufregung

- Vor einem beunruhigenden Ereignis (Flug, öffentliches Auftreten, Prüfung usw.) werden einige Menschen unruhig und aufgeregt wie **Argentum nitricum**, andere haben einen Kloß im Hals wie **Ignatia**.
- Gelsemium sitzt gelähmt vor seinem weißen Blatt. Ein schwarzes Loch. Er erinnert sich an nichts.
- Gelsemium stammelt vor seinen Zuhörern und weiß nicht mehr, was er sagen soll.
- Außerdem bekommt er noch Durchfall.
- Es ist eine gute Arznei für ein torpides Fieber mit Durstlosigkeit, heftigem Zittern, Muskelschmerzen, Kopfschmerzen, Dumpfheit. Man sieht diese Art von Fieber bei einigen Grippeepidemien oder im Falle einer weißen Angina mit Schmerzen, die in die Ohren ausstrahlen (**Phytolacca**).
- Der Puls ist zu langsam, besonders bei älteren Menschen, beschleunigt sich aber merklich durch Aufregung.
- Als Lähmungsmittel hat Gelsemium bei Poliomyelitis Beachtung gefunden.
- Es ist von großer Hilfe beim Schreibkrampf und für Kleinkinder, die, aus Furcht zu fallen (**Borax**), sich an ihrem Bettchen festklammern, wenn man sie hochhebt.
- Man kann an Gelsemium auch denken bei Spasmen des Muttermundes, die das Niederkommen verhindern.
- Man findet eine allgemeine Verschlechterung durch Sommerhitze, plötzliches Fallen des Luftdrucks und bei feuchter Kälte.

Beobachtungen

Marcel soll nach Deutschland fahren

Marcel soll den Zug um 17.30 Uhr nehmen, um mit seiner Klasse zu einem Sprachaufenthalt nach Deutschland zu fahren. Am Morgen, gegen 10 Uhr, tritt heftiges Fieber auf mit Durstlosigkeit und Schläfrigkeit. Bei der Untersuchung finden sich schwere Lider, eine ausgedehnte Angina und Zittern. »Kann er heute abend fahren, Doktor? Wir hätten gerne was, daß er schnell wieder auf die Beine kommt!«

▶ Ich verschreibe **Gelsemium C9, 3 Kügelchen alle halbe Stunde**, bei Besserung in längeren Abständen.

Diese läßt nicht lange auf sich warten. Um 17 Uhr ist der Junge gesund und kann zu seinen Kameraden zum Bahnhof fahren.

Ein Büroangestellter scheut sich vor der Verantwortung

Robert, 38 Jahre, ist Büroangestellter. Obwohl er sehr intelligent ist, lehnt er die Beförderungen, die ihm angeboten werden, ab. »Es streßt mich zu sehr, so viel Verantwortung zu haben.« Er kaut an den Nägeln und zittert ein wenig. Im Alter von 2 Jahren hatte er eine Kinderlähmung durchgemacht, von der nur geringfügige Reste übriggeblieben sind.

▶ **Gelsemium C15**, dann **C30** wird ihm helfen, das Niveau zu erreichen, das ihm zugedacht war.

Barbara und die Geburt ihrer Zwillinge

Barbara wird Zwillinge zur Welt bringen. Ich komme gegen 20 Uhr in den Kreißsaal und finde sie in großer Angst vor. Der Muttermund öffnet sich nicht, sie zittert und steht alle Augenblicke auf, um Wasser zu lassen. Die Hebamme schließt eine Niederkunft vor Mitternacht aus.

▶ Ich verabschiede mich und lasse **eine Gabe Gelsemium C15** da.

Eine halbe Stunde später ruft mich der werdende Vater an, um mir mitzuteilen, daß der Muttermund vollständig eröffnet sei. Die junge Frau bringt gegen 21 Uhr zwei hübsche Kinder zur Welt.

Glonoinum
Die Explosion

- Das Nitroglyzerin ist ein sehr wirkungsvolles homöopathisches Mittel **(C5–C7)** bei heftigen kongestiven Zuständen: Kopfschmerzen, Hitzewallungen, Pulsationen im ganzen Körper.
- Folgen von übermäßiger Hitze oder Kälte, Sonnenstich.

Auf psychischer Ebene fällt eine übergroße Reizbarkeit auf, die durch den kleinsten Widerspruch angefacht wird.

Graphites

Er hätte ein Diamant werden können

- ▷ Graphit hat bekanntlich dieselbe Formel wie der Diamant, aber die Lebensumstände haben bewirkt, daß er »schwarz und brüchig« geworden ist. Wird er, wie das häßliche kleine Entlein, seine Metamorphose schaffen und davonfliegen können?
- ● Graphites ist eine *konstitutionelle Arznei*, die auf dickliche, frostige Kinder paßt, die häufig unter Hautkrankheiten und Verstopfung leiden. Es sind freche, alberne Kinder, die lachen, wenn man sie ermahnt. Sie sind faul und unentschlossen, manchmal aber auch schüchtern und sehr empfindlich gegenüber Musik, die sie zum Weinen bringt.
- ● Beim Baby sieht man oft eine Leiner'sche Krankheit, mit Gesäßekzem und dickem Milchschorf auf dem behaarten Kopf.
- ▶ Dieses Syndrom, das mit den Mitteln der klassischen Medizin sehr schwer zu behandeln ist, verschwindet nach **einigen Tagen Graphites C9 morgens und abends**.
- ● Man findet auch häufig Schwierigkeiten, ein »Bäuerchen« zu machen (**Argentum nitricum, Conium, Nux vomica**), sowie Verstopfung.
- ● In der Folge entwickelt Graphites häufig ein nässendes Ekzem (Absonderung eines honigartigen Sekrets), das beispielsweise hinter den Ohren oder an den Knien beginnt.
- ● Man sieht eine Tendenz zur Eiterung von Wunden (Impetigo) sowie zur Keloidbildung.
- ▶ In diesem Fall tut **Graphites-Salbe** Wunder.
- ● Darüber hinaus gehören Risse an den Lippenrändern, den Brustwarzen, am Anus und zwischen den Nägeln zu dem Arzneimittelbild.
- ● Das Asthma wechselt mit Hautproblemen ab. Die Erstickungsanfälle wecken den Kranken aus dem Schlaf und drängen ihn zum Essen. Kinder mögen keine Süßigkeiten und kein Fleisch.
- ● Bei der körperlichen Untersuchung ist ein kleines Symptom charakteristisch: die Nägel sind verdickt, deformiert und brüchig.
- ▷ Bei diesem allergischen Terrain ist es sinnvoll, auf die Keuchhusten- und BCG-Impfung zu verzichten.
- ● Außerdem ist Graphites ein exzellentes Mittel bei Herpes cornealis (**Hepar sulfuris Ignatia**), bei dem die Schulmedizin wenig wirkungsvoll ist.

Beobachtung

Der Leistungssportler und das Heroin

Ein Leistungssportler bittet mich um Rat wegen ständiger Sinusitiden und eines rissigen Ekzems, das allen bisherigen Behandlungen getrotzt hat. Ich repertorisiere Graphites. Er fragt mich: »Graphites, was ist das?« Anstatt ihm die chemische Formel mitzuteilen, erkläre ich ihm die Essenz dieser Arznei, so wie ich sie oben beschrieben habe. Er sinkt auf seinem Stuhl zusammen. »Doktor, ich werd' Ihnen was sagen, was ich noch keinem Arzt gesagt habe. Vor ein paar Jahren habe ich Heroin genommen, und das hat meine Karriere ruiniert. Deshalb bin ich jetzt nur ein bescheidener Trainer.«

Er ist in der Tat Trainer und wählt und bildet als solcher die jungen Leute aus, die später mal Champions werden sollen ... und wie die Graphitmine des Bleistifts zieht er die gerade Linie, die sie in diese sportlichen Höhen bringt.

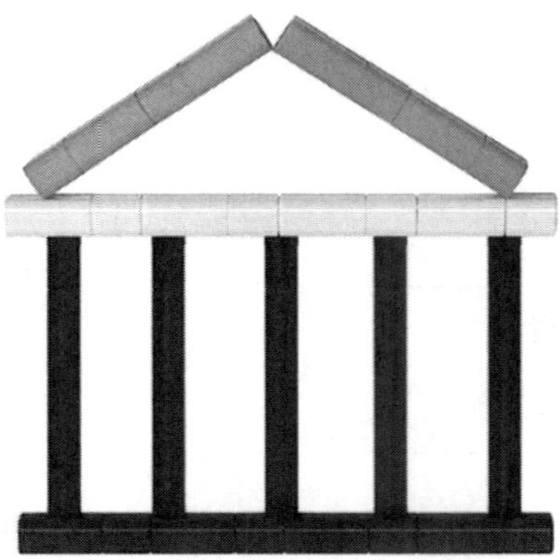

Helleborus
Die Winterrose

- Diese Arznei entspricht dem allerschwärzesten depressiven Zustand, wenn es keine Hoffnung mehr gibt und der Kranke stumpfsinnig ist, von der Welt abgeschnitten, dahinvegetiert, gefangen in endlosen rhythmischen Bewegungen.
- Das ist der Fall z. B. bei Kindern, die an Hospitalismus leiden. Aufgrund irgendeines physischen oder sozialen Problems in einer entsprechenden Einrichtung »aufbewahrt«, findet sich das Kind in einer sterilen, mechanisierten Welt, einer affektiven Wüste wieder, es bleibt im Bett liegen und rollt den Kopf von einer Seite zur anderen.
- Diese rhythmischen Bewegungen simulieren wahrscheinlich die Rhythmen der Mutter, wie sie im Uterus wahrgenommen wurden (Herzschlag, Atmung).
- Dazu kommen Zähneknirschen, stinkender Mundgeruch, Speichelfluß und hohe spitze Schreie (cri encéphalique).

So wie die Rose, die mitten im Winter blüht, am Tag des Christfestes, wenn alles drumherum erstorben zu sein scheint, kann Helleborus diese dramatischen Zustände transformieren und zeigt uns, daß es auf Erden immer eine Hoffnung gibt. Der Helleborus-Patient findet schnell wieder zu seiner früheren Dynamik zurück und hält sich nun großer Dinge für fähig.

Hepar sulfuris
Der Pyromane

- Eine große Arznei für akute Eiterungen, egal ob eine Otitis, ein Abszeß, eine Konjunktivitis oder eine Mandelentzündung dahinterstecken.
- Das Kind erträgt weder den Schmerz (der es gewalttätig macht, noch Kälte (Pfropfen im Ohr).
- Man kann es nicht untersuchen.
- Hepar ist auch ein wundervolles Mittel bei akuter Laryngitis nach trocknem, kaltem Wind, wenn **Aconit** nicht ausreicht.

▶ In der **C15** besänftigt es schnell auch die bedrohlichsten Atemprobleme.

Auf seelischer Ebene gibt es ein führendes Symptom: »Will Feuer legen.« Es ist die einzige Arznei mit diesem Symptom. Da es diesen Pyromanen bei trockenem, kaltem Wind schlechter geht, versteht man, warum bei Mistral regelmäßig Brände aufflackern. Einige Gaben **Hepar in hohen Verdünnungen (C15, C30)** können diese üble Veranlagung schnell beseitigen.

Beobachtungen

Isabelle ist am Ersticken

Isabelle, 7 Jahre alt, wohnt glücklicherweise nur wenige Minuten von mir entfernt. Um 3 Uhr morgens erscheinen diese Minuten den Eltern dennoch wie Jahrhunderte, als sie mich, völlig außer sich, anrufen. Zwei Wochen nach einer BCG-Wiederholungsimpfung hatte das Kind eine Rhinopharyngitis mit viel Eiter. Und jetzt, diese Nacht, ist das Drama da. Das Kind ist mit akuter Laryngitis am Ersticken! Draußen weht ein fürchterlicher Mistral.
Bei meinem Eintreffen finde ich sie sitzend und kaum atmend vor. Nur ein rauhes Geräusch kommt aus ihrem Mund. Die Füße sind violett verfärbt, die Beine kalt bis zu den Knien. Die Gedanken wirbeln in meinem Kopf durcheinander. Für die Feuerwehr ist es zu spät. Isabelle ist nicht transportfähig. Man müßte eine Tracheotomie machen, aber ich hab nicht das nötige Material bei mir, und die Idee, die Luftröhre mit einem Küchenmesser zu öffnen, besitzt auch nicht sehr viel Charme.

▶ Ich schiebe erstmal **3 Kügelchen Hepar sulfuris** in ihren Mund und ziehe eine Kortisonspritze auf.

Fast augenblicklich scheint das Mädchen leichter zu atmen.

▶ Ohne sie zu bewegen und höchst vorsichtig geben wir ihr in **einigen Minuten** immer wieder ein **paar Kügelchen Hepar sulfuris** auf die Zunge.

Nach etwa einer Viertelstunde wird der Atem wieder normal, das Kind beruhigt sich, schläft ein. Wir haben das Schlimmste verhindert.

Roger spielt mit allem, was brennt

Roger, 12 Jahre, hat letzte Woche die Garage seiner Eltern in Schutt und Asche gelegt. Ständig spielt er mit Streichhölzern, Knallkörpern und allem, was brennt. Man bringt ihn zu mir wegen wiederholter Bronchitiden, die nach Hepar sulfuris nicht mehr auftreten.

Hydrastis

Verschnupft und verstopft

- Eine gute Arznei für verschleppten Schnupfen, mit dickem, gelbem Ausfluß, vor allem an den hinteren Nasenöffnungen, Sinusitis frontalis und Minderung des Hörvermögens durch Verlegung der Eustachischen Röhre.
- Die Zunge weist Zahneindrücke auf.
- Es besteht charakteristischerweise Verstopfung **(C7)**.
- Die Arznei wird auch empfohlen bei einem Kropf während der Pubertät oder Schwangerschaft.

Hydrophobinum (Lyssinum)

Die Kontrollwut

- Es handelt sich um »überwältigende« Personen, die noch schlimmer sind als **Lachesis** bei dem Versuch, ihre Umgebung zu vereinnahmen und sie mit allen Mitteln zu manipulieren.
- Zügellose Geschwätzigkeit. Gierig nach Klatsch, um hinter die Geheimnisse der Leute zu kommen, sie zu kompromittieren und sie schließlich zu erledigen.
- Die Furcht vor dem Wasser kommt daher, daß das Wasser nicht zu kontrollieren ist und aus der Hand, die es greifen will, herausfließt.
- Heißhunger auf Schokolade (**Argentum nitricum, Carcinosinum, Lycopodium, Phosphor, Sepia, Thuja**).

Beobachtung

Die Mutter mit dem unaufhörlichen Redefluß

Wir haben sicher alle in unserer Umgebung einen Hydrophobinum-Fall. Ich hatte eine Patientin, Mutter einer unübersehbaren Kinderschar, alle mit psychologischen Problemen: Sprachrückstand, Furcht vor Wasser (Meer, Schwimmbad). Meine Sekretärin gab ihr immer schon den letzten Termin, um das Schlimmste zu verhüten, und jedesmal mußte ich erst aufstehen, die Praxis abschließen, zum Parkplatz gehen, immer begleitet von ihrem unaufhörlichen Redefluß, in mein Auto steigen, bevor sie endlich von mir abließ.

▶ Jedesmal lief es so ab, bis ich ihr einmal unter einem Vorwand **3 Kügelchen Hydrophobinum XM** in den Mund legte.

Seither ist sie halbwegs vernünftig geworden, und ihren Kindern geht es besser. Kürzlich hat sie sie sogar allein gelassen, um mit ihrem Mann zu verreisen.

Hyoscyamus

Eifersüchtig, exhibitionistisch

▷ Das große Eifersuchtsmittel neben **Lachesis**.

- Albernes Lachen, sexuelle Erregung, Geschwätzigkeit und Schamlosigkeit sind die hauptsächlichen Merkmale.
- Das Kind wandert splitternackt im Haus herum, faßt sich an die Genitalien, kommt nachts ins Bett der Eltern, weicht ihnen am Tage aus.
- Man sieht dieses Bild häufig um das dritte Lebensjahr herum oder wenn eine neue Geburt in der Familie ansteht.
- Manchmal wird das Kind gewalttätig (zerschlägt alles), vulgär und unaufmerksam in der Schule. Zu Hause will es weder essen noch seine Arzneien nehmen.
- Aber es hat nicht den diktatorischen Charakter von **Lachesis.**
- Weiter beobachtet man bei Hyoscyamus eine Neigung, sich tagsüber in die Hose zu machen und nachts ins Bett (mehr oder weniger bewußte Nachlässigkeit, um ein wenig zu regrediern, damit man sich mehr um es kümmert). Manchmal landet auch ein großes Geschäft in der Hose.
- In der Nacht findet man einen krampfhaften Husten, vor allem während der Zahnung.
- Schließlich gibt es Krämpfe, am ehesten bei hohem Fieber.

Beobachtungen

Emilie hat Epilepsie

Emilie, 4 Jahre alt, hat eine schwere Epilepsie, die im Alter von 3 Jahren begonnen hat. Die Anfälle treten sehr oft auf, trotz der allopathischen Medikamente, die ihr ein Neurologie-Professor verschreibt. Manchmal muß man sogar auf Hormonbehandlung zurückgreifen (Synacthen), um gegen das Hirnödem vorzugehen. Verschiedene homöopathische Arzneien, die ich versuche, führen zu keiner Änderung. Im Alter von 6 Jahren ist ihr EEG immer noch hochpathologisch, die Anfälle sind noch häufiger geworden trotz inzwischen dreier allopathischer Antiepileptika. Der Mutter fällt auf, daß ihr Kind in den Zeiten der Anfallhäufung sehr aggressiv gegenüber seinem kleinen Bruder wird.

▶ Ich verordne **eine Gabe Hyoscyamus G15**.

In der Folge klingen die Anfälle ab und das EEG normalisiert sich.

▶ Die Behandlung wird also **fortgeführt mit steigenden Potenzen**, während die antiepileptische Medikation langsam reduziert, schließlich abgesetzt wird.

Jetzt ist das Mädchen 14 Jahre alt, nimmt seit 5 Jahren keine Arznei mehr und führt ein normales Leben mit guten Resultaten in der Schule.

Yann läßt die Familie nicht schlafen

Yann, 2½ Jahre alt, wacht seit einem Monat nachts auf und kommt zu den Eltern ins Bett. Dort hampelt er herum und hindert alle am Schlafen. Am Tage zieht er sich alle Nase lang aus und spielt mit seinem Penis. Die Mutter erwartet in einigen Monaten ihr zweites Kind.

▶ **Eine Gabe Hyoscyamus C15** gibt der ganzen Familie die Nachtruhe zurück.

Hypericum
Das Arnica der Nerven

- Bei diesem Untertitel erstaunt es nicht weiter, daß diese Arznei für Kontusionen und Traumata des Nervensystems empfohlen wird, vor allem an den distalen Enden der Extremitäten (Fingerverletzungen mit Quetschungen, Abschürfungen, Fleischwunden) und an der Wirbelsäule, besonders nach einem Sturz auf das Steißbein.

▶ Hier empfehlen sich **hohe Verdünnungen (C15)**.

- Hypericum ist auch indiziert nach Operationen, wenn die Wunde sehr schmerzhaft ist und nach Kopftraumen wie z. B. einer Zangengeburt.
- Weniger bekannt ist die Indikation bei Asthma mit Anfällen bei nebligem Wetter oder vor einem Gewitter (der Zustand des Kranken bessert sich durch reichlichen Auswurf und reichliches Schwitzen), bei schmerzhaften Hämorrhoiden und schließlich beim Ekzem des Gesichtes und der Hände mit intensivem Pruritus.

- Häufig handelt es sich um ein Kind, das eine schwierige Geburt hinter sich hat mit starkem Zug im Kopf- und Wirbelsäulenbereich.
- Früher war die Arznei bekannt für eine präventive Wirkung beim Tetanus.

Beobachtungen

Jonathan brüllt ohne Unterlaß

Jonathan, anderthalb Monate alt, wird mir vorgestellt mit einem Bild, das an Dreimonatskoliken erinnert. Bei diesem großen Baby von 4200 Gramm Geburtsgewicht war die Niederkunft sehr mühsam, der Einsatz der Zange war nötig geworden. Seit der Geburt ist er sehr nervös und brüllt ohne Unterlaß, während, vor und nach dem Stillen. Die Gewichtszunahme ist im Normbereich. Er hat bereits ohne Erfolg einige Gaben **Arnica** bekommen.

▶ **Eine Gabe Hypericum C15** stellt Ruhe und Ausgeglichenheit schnell wieder her.

Hervé und die eingeklemmten Finger

Hervé hat sich zwei Finger in der Autotür geklemmt. Er brüllt. Ein Nagel ist praktisch abgerissen. Das ist weiter nicht schlimm, er wird abfallen und nachwachsen.

▶ **3 Granula Hypericum C15** bringen auf der Stelle Erleichterung. Es sind übrigens häufig Silicea-Kinder, die ihre Pfoten zwischen Türscharniere stecken.

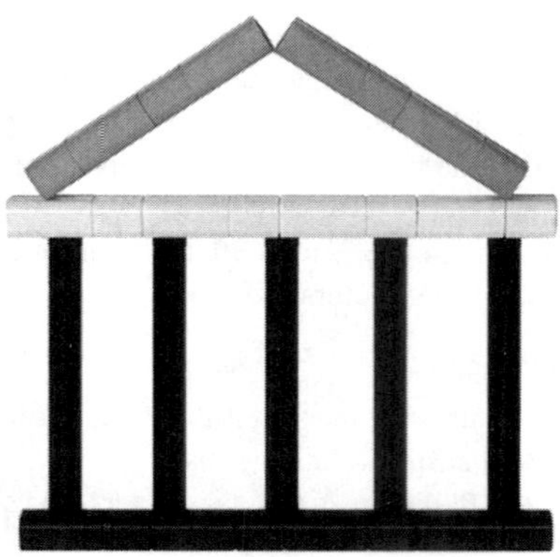

I

Ignatia
Das Tal der Tränen

- In der Welt, die uns umgibt, mögen einige Erfahrungen »schwer zu schlucken« sein, d. h. sie bleiben einem im Hals stecken wie ein Kloß, der das Atmen mühsam macht, manchmal sogar so sehr, daß man das Bewußtsein verliert.
- Man hätte heulen sollen aus allen Schleusen, schreien, sich auf der Erde wälzen. Aber die Erziehung, der Anstand und ein Dutzend anderer Dinge haben uns zurückgehalten, und jetzt steckt es irgendwo eingeklemmt in uns, jetzt sind wir von dieser Erinnerung besessen, immerfort taucht sie vor unserem inneren Auge auf und vergällt uns die Gegenwart.
- Der Schlaf vergeht einem. Man wird launisch, wechselt zwischen unkontrollierbarem Lachen und erbarmungswürdigem Heulen.
- Ein Trauerfall, ein Unfall, der Streß einer Trennung, eine Prüfung, eine Klassenarbeit.
- Irgendwo fühlt man sich verlassen und ungeliebt.

▶ **Eine Gabe Ignatia C15** ist wie eine Erlösung: eigentlich ist das Leben doch gar nicht so traurig!

Beobachtungen

Laurie hat undefinierbare Schmerzen

Laurie leidet seit ihrem 14. Lebensjahr an nervösen Störungen, wie hartnäckige Schlaflosigkeit, zahllose Tics im Gesicht, undefinierbare Schmerzen im Brustkorb, im Bauch und im Kopf. Sie sei mehrmals ohnmächtig geworden nach eher unbedeutenden seelischen Belastungen. Während sie vor mir sitzt, jetzt 17 Jahre alt, seufzt sie in einem fort, schluckt ihren Speichel herunter und zwinkert mit den Augen. Alle Untersuchungen (incl. CT!) sind bisher negativ. Vor 3 Jahren ist der Vater mit einer anderen Frau auf und davon, und seither hat sie ihn nicht wiedergesehen. Und nie spricht man darüber.

▶ Nach **einigen Gaben Ignatia C15**, dann **C30**, und einigen psychotherapeutischen Sitzungen verschwinden die Symptome schnell.

Marion's Hund wurde überfahren

Marion, 7 Jahre alt, schläft nicht mehr, seit ihr Hund vor ihrem Haus überfahren wurde. Ein schreckliches Schauspiel sei das gewesen!

▶ **Ignatia C15**, dann **C30**, läßt die ganze Familie wieder ruhig schlafen.

Pauline hat Kummer

Eines Abends im Februar kehre ich nach Hause zurück und hoffe endlich auf ein wenig Ruhe. Weit gefehlt, ich finde meine Tochter Pauline fiebernd und zitternd vor. Sie hält sich das linke Ohr. Zum Otoskop gegriffen und ins Ohr geschaut: akute Otitis media, gerötetes, vorgewölbtes Trommelfell, drohende Eiterung! Müdigkeit und Routine raten mir zu **Arsenicum album** (sie ist unruhig, wir leben am Meer ...), aber die Uhrzeit des Beginns der Krise, nämlich etwa 20 Uhr, paßt nicht. Kein Erfolg. Das Kind seufzt in meinem Schoß, und um es etwas abzulenken, erzähle ich eine komische Geschichte. Sofort höre ich ein schallendes Gelächter. Dann wieder Weinen und Jammern. Neue Geschichte, neues Gelächter.

▶ Dieses Abwechseln von Lachen und Weinen, ein schönes Gemütssymptom, ist typisch für **Ignatia**, was ja eigentlich nicht unbedingt ein klassisches Otitis-Mittel ist.

Nachdem ich begriffen habe, daß Ignatia die passende Arznei ist, versuche ich, die Situation zu analysieren.

Ignatia enthält Strychnin, einen Neurotransmitter im glyzinergen System, das einen Teil der zerebralen Aktivität kontrolliert. Dieses System hat sich sozusagen aus Liebeskummer verabschiedet. Ich denke, das Bild von Ignatia bedeutet: »Verlaß mich nicht!« All meine jüngeren Untersuchungen waren darauf aus, in der Einzelarznei, die sich aus der Symptomengesamtheit des Kranken ergibt, das Wort zu finden, das dieser auf einer bewußten Ebene nicht hat aussprechen können. Dieses Wort sinkt dann in das Unbewußte hinab und, weil es gesagt werden *muß*, drückt es sich über die Symptome der körperlichen Krankheit aus.
Das Ideal besteht also für den Arzt darin, zu verstehen, was die Krankheit sagt, und darüber mit dem Patienten zu sprechen.

Aber zurück zu Pauline. Was für einen Kummer hat sie? Wir haben unseren alten Hund vor einiger Zeit verloren. Jeff war ein afrikanischer Hund, mit dem Pauline praktisch aufgewachsen ist. Ich hatte gesehen, daß sie in einer Ecke ihres Zimmers ein Photo ihres alten Hundes hat, auf einen Zettel geklebt, auf dem steht: »Jeff war schon ganz alt, da ist er gestorben.« Ich habe da bei mir gedacht, wie schön, sie macht ihre Trauerarbeit. Am Vorabend ihrer Krankheit aber kam Pauline in Tränen aufgelöst aus der Schule. Es hatte ein Fest zu Ehren ihrer besten Freundin gegeben, die für immer nach Afrika ging, wohin ihr Vater versetzt worden war. Was zuviel ist, ist zuviel! Wenn sie mich wirklich lieb hätten, würden sie dann alle so wegfahren und mich allein lassen? All diese Abschiede mitzukriegen tut weh, und am nächsten Tag ist die Otitis da, auf der linken Seite, der Seite der Gefühle. Ich drehe mich wieder zu Pauline um: »Ich weiß, es ist, weil deine Freundin nach Afrika gegangen ist.« Sie wird rot, hört auf, zu jammern, wie auf frischer Tat ertappt. (Welcher Tat? Liebe aus Eigennutz vielleicht, ohne die Freiheit des andern zu respektieren? Ich liebe dich, also hast du hierzubleiben?) »Was? Da hab ich doch schon gar nicht mehr dran gedacht!«, entrüstet sie sich.

- ▶ Sie kriegt ihre **3 Kügelchen Ignatia**, schläft ein und erwacht am nächsten Morgen heiter und gesund.

Ich habe ihr erklärt, daß man sich im Leben oft von geliebten Wesen trennen müsse und daß das nötig sei, um zu begreifen, daß die Liebe die Freiheit des anderen respektieren muß.

- ▶ Einen Monat später »spricht« sie noch einmal davon mit einem Ekzem der linken Körperhälfte, das nach **einer Gabe Ignatia C30** wieder verschwindet.

Influenzinum

Die homöopathische Grippeimpfung

- Diese Arznei, die aus Grippeviren gewonnen wird, kann der winterlichen Grippe vorbeugen.
- ▶ Man nehme **5 Globuli der C9 morgens und abends an jedem Sonntag im November zwei oder drei Jahre lang**.
- ▶ Wenn eine Grippe bereits aufgetreten ist, sind spezifischere Arzneien zu geben (**Arnica, Arsenicum album, Eupatorium perfoliatum, Gelsemium, Nux vomica, Oscillococcinum** oder **Rhus toxicodendron** je nach der Epidemie, die jedes Jahr ein wenig anders ist).
- ▶ Bei einer Epidemie paßt *eine* Arznei für *alle* Betroffenen (Ausnahme von der Individualisation), diese kann auch präventiv der Umgebung verabreicht werden.

Iodum

Vita activa, vita contemplativa

▷ Eines unserer großen **Konstitutionsmittel**.

- Es betrifft viele Organe, aber vor allem das Drüsensystem im allgemeinen und die Schilddrüse im besonderen.
- Wenn man von der Entwicklung der Arten ausgeht, wie sie heute bekannt ist, waren wir alle einmal Fische und unsere Körpertemperatur hing ab von der Temperatur des uns umgebenden Wassers. Die Fische sind »aus dem Wasser gestiegen« in Form von Reptilien, die sich wieder zu Säugetieren weiterentwickelt haben. In diesem Stadium erst tritt eine innere Wärmeregulation auf. Wie auch immer die äußeren Bedingungen sein mögen, sind wir in der Lage, eine konstante Temperatur von 37° zu halten, dank der Verbrennungswärme, die unser Stoffwechsel erzeugt. Iod und die Schilddrüsenhormone spielen eine große Rolle bei dieser Thermoregulation.
- Gerät dieses System außer Kurs, finden wir häufig das klinische Bild von Iodum. Der Stoffwechsel läuft auf Hochtouren, der Kranke verbrennt mehr als er ißt trotz eines Wolfshungers. Es kommt zur Abmagerung, zu großer Ängstlichkeit (vor allem in Ruhe), zu einem impulsiven Bedürfnis, sich zu bewegen, zu laufen, gewalttätig zu werden.
- Es kann sich auch um einen Heranwachsenden handeln, der, wenn es gilt, die Mutter zu verlassen, sich keine eigene Zukunft entwerfen kann, vielleicht, weil die Identifikation mit dem Vater nicht gelungen ist. Er wird melancholisch, menschenscheu, selbstzerstörerisch. Dennoch ist es ein warmer Mensch in jeder Bedeutung des Wortes. Er braucht frische Luft, will hinausgehen und schwitzt übertrieben.
- Manchmal ist es das Bild einer Lymphdrüsenhypertrophie oder eines beginnenden Kropfes, der diese Arznei nahelegt. Im Bereich der Atemwege findet man heftigen Fließschnupfen mit Niesen, Schmerzen in den Stirnhöhlen, schmerzhafte Laryngitiden, Pneumopathien, Pleuritiden, hypertrophierte adenoide Wucherungen.
- Andersherum kann sich auch ein eher hypothyreoides Bild bieten mit Adipositas, Frostigkeit, Verstopfung und vermindertem Längenwachstum beim Kind.

▷ Die Homöopathie kann bei einer geringgradigen hormonellen Dysbalance helfen, bei einer größeren Störung kann eine Hormonsubstitution nötig werden.

- Auf der symbolischen Ebene ist es interessant, daß der hebräische Buchstabe *Yod* Gott bedeutet. Wenn man ein »I« ausspricht, lächelt man und entblößt die Zähne. Beim Tier bedeutet das Zeigen der Zähne Aggressivität, beim Menschen ist es dagegen eine Geste der Liebe, der Sympathie und des Glücks. Der Iodum-Patient verbraucht und verbrennt sich in der vita activa, ohne Raum zu lassen für die vita contemplativa.

- Eine ältere Dame, die an der Schilddrüse operiert worden war, gestand mir eines Tages, daß sie ihr ganzes Leben lang Leute bewundert hatte, die sich der Kontemplation hingeben konnten, etwas, zu dem sie selber nie fähig gewesen war. In der christlich-jüdischen Mythologie finden wir die Arznei in der Geschichte von Kain und Abel. Kain, der Arbeiter, bestellt den Acker und hält von Kontemplation nicht viel, im Gegensatz zu seinem Bruder Abel, dem Hirten. Kain fühlt sich von Gott zurückgewiesen, wird böse und tötet seinen Bruder. Dann plagen ihn Gewissensbisse und er verbirgt sich vor Gott.

Iodum kommt vom griechischen Wort für *Violett*. In der Tat sind die Dämpfe dieses Elements beim Verbrennen violett. Das Violett, eine Mischung aus Rot und Blau, versinnbildlicht die Mäßigung, den Ausgleich zwischen der impulsiven Kraft des Rot und dem Blau, das die Ruhe des Meers und des Himmels widerspiegelt. Das Violett ist das Symbol einer spirituellen Durchdringung, ist die Farbe der Unterordnung, des Gehorsams. Es ist der Übergang vom Yang zum Yin. Iodum hat keinen Zugang mehr zur Mäßigung und vergeudet sich im Exzeß.

- Erwähnen wir noch die Rolle des Iods für das Wachstum.

Beobachtungen

Marc ißt viel und nimmt nicht zu

Marc ist 9 Jahre alt, lebhaft, mager, immer ist ihm zu warm, so daß er sich nachts aufdeckt. »Er ißt fabelhaft, aber er nimmt kein Gramm zu«, sagen die Eltern, die ihn wegen eines Heuschnupfens im Frühling vorstellen. In der Vorgeschichte fallen rezidivierende Harnwegsinfekte auf, im Alter von 4 Jahren sei deswegen eine Röntgenaufnahme veranlaßt worden.
Damals hatte das Kind eine heftige Allergie auf die jodhaltigen Kontrastmittel bekommen, die man gegeben hatte!

▶ Es erfolgt eine gute Besserung seines Zustandes nach **Iodum C15, C18, C24**, dann **C30**, jeweils **eine Gabe alle 10 Tage**.

Evelyn's Schnupfen endet in Asthma

Evelyn kommt im Alter von 3 Jahren wegen Asthma. »Jeder Schnupfen endet in Asthma«, erzählt die Mama, die einen auffallenden Kropf ihr eigen nennt. Diese Bemerkung erinnert mich an eine ähnliche Beobachtung von Charette, wo Iodum erwähnt wird, wenn jeder Schnupfen in Asthma endet **(Naja)**. Der Kropf der Mutter ist das zweite Argument für diese Arznei. Schließlich fällt auf, daß das Mädchen trotz guten Appetits eher mager ist. An diesem Tag fegt auch ein heftiger Wind vom Meer über die Küste.

▶ **Iodum C9** beendet noch am gleichen Tag die Asthmaepisode, in der Folgezeit treten auch nach Schnupfen keine Asthmaanfälle auf.

Eines Tages schlage ich auch der Mutter Iodum für ihre Schilddrüsenprobleme vor. Wir unterhalten uns dann über Philosophisches, Gott, das Leben, den Tod … »Ich sag Ihnen was, Doktor, was ich nur meiner Mutter gesagt habe: als ich 10 Jahre alt war, hat mein Onkel mich mißbraucht, und während er es tat, habe ich beschlossen, daß Gott nicht existiert!«

Ipecacuanha

- Eine großartige Arznei gegen alle Arten von Spasmen, seien sie digestiver Natur (bei einer Gastroenteritis z. B.) oder bronchopulmonaler, etwa bei einer plötzlichen Asthmaattacke.
- Zwei charakteristische Symptome sind hinweisend: zum einen die saubere Zunge (einigermaßen erstaunlich in einem Kontext, in dem fast immer Übelkeit zu finden ist; andererseits weist dies auch auf den psychischen Zustand hin: der Betreffende weiß nicht, was er will). Bei **Antimonium tartaricum** ist die Zunge dagegen sehr belegt.
- Das andere ist die hämorrhagische Tendenz, beispielsweise ein diskretes Nasenbluten (**Ferrum phosphoricum**).
- An diese Arznei wird man denken bei so unterschiedlichen Bildern wie einem Durchfall nach sauren Früchten im Sommer, einer Amöbendysenterie mit Schmerzen um den Nabel herum, wenig Durst und grünlichen Stühlen, bei Schwangerschaftserbrechen, bei einem Krampfhusten in Verbindung mit Bronchitis oder bei Asthma durch kalten, trockenen Wind.

Beobachtungen

Yan hat Bauchschmerzen

Yan, 12 Jahre alt, wacht mit Bauchschmerzen und Durchfall auf. Die Zunge ist hübsch rosa. Am Vorabend hat er einen großen Topf wilder Erdbeeren verputzt, etwa anderthalb Liter frische Früchte!

▶ **Einige Kügelchen Ipecacuanha C15** kurieren ihn.

I

Renaud hat einen Asthmaanfall

Renaud, 10 Jahre alt, bekommt einen Asthmaanfall in dem Moment, wo der Mistral beginnt. Jedesmal, wenn er einatmet, bekommt er einen heftigen Husten. Im Gesicht sind erste Anzeichen einer Zyanose erkennbar: die Lippen sind bläulich. Die Stimme ist schwach und heiser.

▶ Die Heilung erfolgt innerhalb von 2 Stunden durch Einnahme von **Ipecacuanha C7, 3 Kügelchen alle 5 Minuten**, schließlich in größeren Abständen.

Marianne leidet unter Schwangerschaftserbrechen

Marianne, 27 Jahre alt, ist im 2. Monat schwanger. Ihre Schwangerschaft wird getrübt durch heftiges Erbrechen. Die Psychoanalyse weist uns darauf hin, daß Erbrechen in der Schwangerschaft die Abwehr derselben symbolisiert. Im Grunde weiß sie nicht, was sie will: Mutter sein oder Tochter bleiben.

▶ Die Zunge ist sauber, was zu **Ipecacuanha** leitet, das sie in der **C9** einnimmt. Die Schwangerschaft verläuft in der Folge ungestört.

Iris versicolor

- Eine kleine Arznei, die für ihre Wirksamkeit bei Migräne und migräneartigen Zuständen mit verschleiertem Sehen (**Natrium muriaticum, Sepia**) bekannt ist (**C5–C7**).

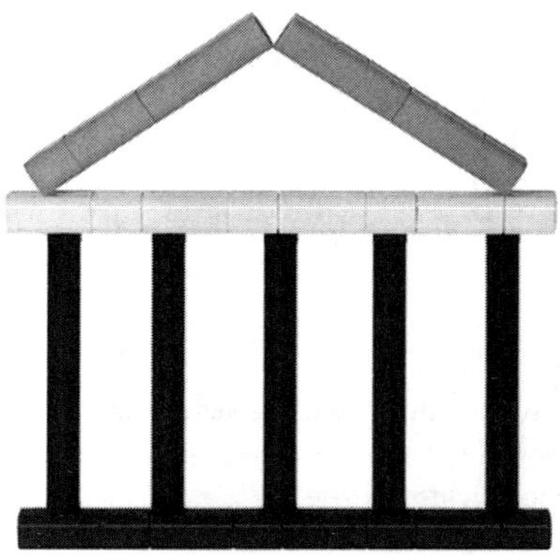

Kalium bichromicum
Der Sündenbock

▷ Wir leben in einer Welt aus Beton. Kalium bichromicum seinerseits ist ein wichtiger Bestandteil des Zements, was erklären mag, warum es eine der häufig indizierten Arzneien ist.

- Ein Mensch, der körperlich nicht ganz auf der Höhe ist und ein wenig den Maurer spielt, wird schnell ein paar Kalium bichromicum-Symptome bekommen: dicker, zäher Schnupfen, Stirnkopfschmerzen (Beginn einer Sinusitis), Magenschmerzen bis zum Ulcus, und vor allem drückende Müdigkeit.
- Lokal kann ein sogenanntes Zement-Ekzem an den Händen auftreten (Kalium bichromicum ist *die* Arznei schlechthin für diesen Ekzem-Typ).
- Der Kalium bichromicum-Kranke ist frostig und verlangt nach Bier.
- Er hat rheumatische Schmerzen in den Extremitäten, Schmerzen, die an kleinen Stellen lokalisiert sind, weiter eine linksseitige Ischialgie sowie eine Nephritis mit gastrischen Begleitsymptomen.
- Es sind häufig Kranke, die eindrucksvolle Lokalsymptome aufweisen (z. B. ein großes Ulcus auf den Mandeln oder im Magen), aber wenig allgemeine (kein Fieber), als ob der Körper das ganze Krankheitspotential an einem Ort konzentriert hätte.

Dr. Fayeton hat darauf hingewiesen, daß es so aussieht, als diente dieser Ort als Sündenbock für den ganzen Organismus. Wir, die wir wie gesagt in einer Betongesellschaft leben, neigen dazu, außerhalb unserer selbst nach einem Sündenbock zu suchen, statt den Balken im eigenen Auge ins Visier zu nehmen.

Beobachtungen

Elodie hat Schnupfen

Elodie, 2 Jahre alt, hat einen verschleppten Schnupfen seit mehreren Wochen, ohne Fieber. Man findet einen dicken Nasenausfluß mit elastischen Pfröpfen, die sich ohne Unterlaß neubilden. Wir haben Winter, und die Familie ist kürzlich in ein neu erbautes Haus gezogen.

Patrice, 37 Jahre, klagt seit drei Monaten über eine Ischialgie links. Zahlreiche allopathische Behandlungsversuche blieben ergebnislos, sämtliche durchgeführten Untersuchungen waren normal. Vor drei Monaten hatte er sich einige Mühe gegeben, einen Rinnstein aus Beton um sein Haus zu ziehen.

▶ Heilung nach **einer Gabe Kalium bichromicum C15**.

Kalium bromatum

Zappelhände, Schurkenhände

- Eine interessante Arznei bei Schlaflosigkeit nach Kummer (**Ignatia, Natrium muriaticum**).
- Nächtliche Panikattacken (**Stramonium**), Zähneknirschen im Schlaf, Schlafwandeln.
- Auf der Haut findet sich eine schlimme Akne mit Pusteln im Gesicht, auf der Brust und den Schultern, beispielsweise bei einem Teenager oder Erwachsenen mit sexuellen Obsessionen und Tics mit unruhigen Händen, die sich ständig in Bewegung befinden.
- Man findet auch Stottern und einen persistierenden Schluckauf (**Sulfuricum acidum**).
- Es sind Leute, die wahnhaft glauben, den gesamten Zorn Gottes auf sich geladen zu haben, und in jedem einen Verschworenen sehen, der ihre Reputation ruinieren will.
- Auch eine Arznei für Kinder, die nicht arbeiten wollen, sondern sich ihr Leben als Nichtstuer, Diebe oder Betrüger ausmalen.

Kalium carbonicum

Leiden aus Abhängigkeit

- Kalium carbonicum-Patienten sind dermaßen kitzelig, daß man sie kaum untersuchen kann (**Antimonium crudum, Phosphor**).
- Neben einem ausgeprägten Zuckerverlangen findet man eine Schwellung der Oberlider.
- Eine gute Arznei für Husten und Asthma gegen 3 Uhr morgens. Das Kind muß sich im Bett aufsetzen und klagt über stechende Schmerzen im Brustkorb und im Hals. Das Mittelbild ist voller stechender rheumatischer Schmerzen.
- Die Wehen schmerzen vornehmlich im Rücken und ziehen zu den Glutäalmuskeln.
- Ein Schlüsselsymptom ist das Gefühl, das **Herz sei an einem Faden aufgehängt**.

- Auf seelischer Ebene findet sich ein Bedürfnis nach Gesellschaft, diese wird jedoch ziemlich rüde behandelt. Die Beziehung zur Außenwelt ist also ambivalent. Zur gleichen Zeit besteht Bedürfnis und Ablehnung.

▷ Um diese Arznei zu verstehen, muß man sich die Rolle, die Kalium in unserem Zellstoffwechsel spielt, ansehen. Die Zellen enthalten sehr viel Kalium, das extrazelluläre Milieu dagegen enthält mehr Natrium. Die Natrium-Kalium-Pumpe der Zellmembranen schleust ständig Kalium in die Zelle und befördert Natrium hinaus, ein Vorgang, der für das Leben unabdingbar ist. Als »Treibstoff« für die Pumpe wird Zucker (Glukose) benötigt. Bei der Geburt, nach Kappung der Nabelschnur, wird der Zucker nicht mehr auf dem Blutwege herbeigeschafft. Die Natrium-Kalium-Pumpe fängt an zu stottern. Der Kaliumgehalt der Zelle sinkt, die Lebensfähigkeit der Zelle und damit des Organismus ist in Frage gestellt. Das Neugeborene schreit. Die Mutter gibt die Brust oder das Fläschchen und alles wird gut.

Das Kalium carbonicum-Baby nun wirft der Umgebung vor, plötzlich so abhängig zu sein, und die Ambivalenz der Beziehung, die daraus entsteht, führt dazu, daß es, sobald es gesättigt ist, die Gesellschaft ablehnt.

Beobachtung

Delphine hat schweres Asthma

Delphine, 12 Jahre alt, leidet unter schwerem Asthma mit allnächtlichen Attacken seit mehreren Jahren trotz homöopathischer und allopathischer Behandlungsversuche. Ich sehe sie eines Nachts gegen 3 Uhr morgens. Sie atmet schwer. Ich habe Mühe, sie auszukultieren, beim geringsten Kontakt mit dem allerdings kalten Stethoskop windet sich das Kind übertrieben. Die Oberlider sind geschwollen wie kleine Säcke. »Was merkst du denn?« »Es sticht da«, sagt sie und zeigt auf ihre Brust.

▶ **Kalium carbonicum C7, C9**, dann **C15** hat eine spektakuläre Wirkung: das Asthma verschwindet für zwei Jahre.

In der Pubertät erscheint es leider Gottes wieder, Kalium carbonicum wirkt nicht mehr.

Zur gleichen Zeit aber treten Symptome auf, die auf **Staphisagria** hindeuten, was dann das Asthma definitiv verschwinden läßt (kein Anfall mehr seit 10 Jahren).

Kalium iodatum

- Eine Arznei, die bei einem profusen wäßrigen Schnupfen angezeigt ist, mit Schmerzen in den Stirnhöhlen.
- Husten durch Kompression des Larynx (Angiom, Kropf) oder der Luftröhre (großer Thymus z. B.).
- Asthma, gebessert durch Bewegung an frischer Luft.
- Neigung zu Purpura, besonders an den Beinen.
- Analfissur beim Säugling.

Beobachtung

Fabrice hat ein angeborenes Larynx-Angiom

Fabrice, 5 Monate alt, verbringt seine meiste Zeit im Krankenhaus, in das er immer wieder notfallmäßig mit Erstickungsgefahr eingeliefert wird. Er leidet an einem angeborenem gewaltigen Larynx-Angiom.

▶ **Kalium iodatum C7** hat einen bemerkenswerten Effekt auf alle folgenden Krisen, bei denen eine Krankenhauseinweisung nicht mehr nötig wird.

Kreosotum
Der zerfressene Mensch

▷ Auch eine Arznei voller Symbolik: Kreosot ist ein Destillat aus Buchenholzteer, der zur Konservierung von Fleisch eingesetzt wurde.

- Das Kreosot-Kind hat Probleme mit der Zahnung. Die Zähne kommen schon kariös hervor, begleitend sieht man ein heftiges Gesäßekzem. Die Zähne, die zum Beißen gemacht sind, zur Verteidigung der Autonomie, kommen schon zerstört »zur Welt«.
- Kreosotum richtet die Aggression gegen sich selbst, was natürlich ein wunderbares Terrain darstellt für schwerste Krankheiten bis zum Krebs (häufig indiziert beim Vaginal-Karzinom).

Beobachtung

Tim hat Zahnungsbeschwerden

Tim, 6 Monate alt, kommt wegen Zahnungsbeschwerden. Er hat ein ausgedehntes Gesäßekzem, die Zahnung ist sehr schmerzhaft, das Kind schläft nicht, es hustet und zeigt alle möglichen Launen (er will etwas und wirft es weg, sobald er es bekommt).

▶ **Kreosotum C7, 3 mal 3 Kügelchen für 2 Tage**, heilt ihn schnell.

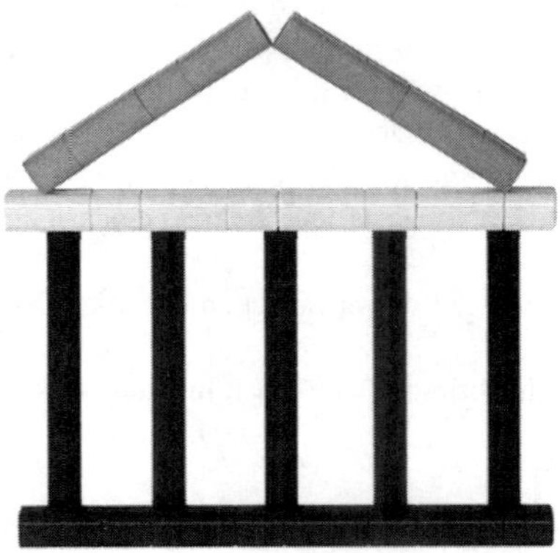

L

Lac caninum

Ich bin nichts wert

▷ Dieses Gefühl beherrscht den Kranken.

- Lac caninum, die Hundemilch, lebt ein »Hundeleben«. Diese Milch entstammt der Bauchregion des Hundes, während die Frauenmilch aus der Brustregion kommt.
- Lac caninum ist ein Individuum, das sich im Freudschen Sinne »kastriert« vorkommt. Es träumt von Schlangen, vor denen es eine furchtbare Angst hat und die es häufig sogar abends vor dem Schlafengehen unter seinem Bett sucht (die Schlange symbolisiert das männliche Glied und verweist auf die Problematik der Kastration).
- Das Kind kommt in der Schule zu nichts, denn es gelingt ihm nicht, sich länger als einige Minuten auf eine Sache zu konzentrieren (**Lachesis**).
- Manchmal rastet es regelrecht aus, seine Wutanfälle verhelfen ihm häufig zu der zweifelhaften Ehre, als schwierig zu gelten.
- Auf körperlicher Ebene findet man Symptome, die zwischen den Seiten des Körpers hin- und herwechseln (wie das charakteristische »Schlängeln« der Schlange): Migräne, Schnupfen, Angina oder Ischias, einen Tag rechts, den andern links usw.
- Lac caninum begünstigt das Einschießen der Milch bei der Frau, die nicht stillen kann.
- Nach dem Abstillen bringt es den Milchfluß zum Versiegen.

Beobachtungen

Joseph hat Angst vor Schlangen

Joseph, 9 Jahre alt, ist ein Ausbund an Faulheit in der Schule. »Warum?«, frage ich die Eltern. »Er kann sich nicht konzentrieren, nicht mehr als 5 Minuten. Schrecklich!« »Wie denkt er selbst über sich?« »Er ist immer der, der unterliegt.« »Hat er Ihnen schon mal von Schlangen erzählt?« »Schlangen? Das ist aber lustig, daß Sie von Schlangen anfangen, Doktor! Mein Mann ist besessen von Schlangen. Jedes Wochenende fahren wir aufs Land, um Schlangen zu fangen.«

Dieses Kind lebt in einer gesteigerten Kastrationsangst vor seinem Vater, der Schlangen fängt und sie in formalingefüllten Gläsern aufbewahrt.

▶ **Zwei Gaben Lac caninum**, erst **C15**, dann **C30**, machen aus diesem Kind einen guten Schüler und retten seine Versetzung.

»Nebenbei« heilen auch ein Katarrh der Eustachischen Röhre und ein Ausschlag der rechten Körperhälfte.

Eine Mutter bringt mir ihr Kind zu einer Generaluntersuchung vor dem neuen Schuljahr. Das Kind strotzt vor Gesundheit. Die Mutter dagegen sieht sehr angegriffen aus. Ich frage sie: »Und bei Ihnen, wie ist es da?« »Ach, ich habe hormonelle Probleme, das kriegt keiner in den Griff.« »Möchten Sie, daß ich Ihnen etwas Homöopathisches gebe?« »Verlieren Sie keine Zeit mit mir, Doktor, ich bin das nicht wert. Sie haben noch so viele Kinder im Wartezimmer.« »Sie stehlen mir die Zeit nicht, Madame. Nehmen Sie **eine Gabe Lac caninum C30**, das wird Sie ins Gleichgewicht bringen.« Eine homöopathische Konsultation kann so sehr schnell gehen, wenn man nur hinhört auf das, was der Kranke sagt.

Lachesis
Zu weit links

- Wir leben in dieser Welt unter der Herrschaft einer Rechts-Links-Dualität, die sich in unserem eigenen Körper widerspiegelt.
- Grob gesagt entspricht die rechte Hälfte der Kraft, der Geschicklichkeit, dem mathematischen Denken, dem Pascal'schen Geist der Geometrie.
- Die linke Hälfte entspricht der Welt der Gefühle, des Assoziativen, des Künstlerischen, dem Pascal'schen Geist des Feinsinns.
- Diese Dualität findet sich überall. Kulturell bedingt stärken wir die rechte Seite unserer Buben und fördern ihr »Macho«-Verhalten. Die Mädchen werden eher auf der linken Seite gehalten bis zur Gefühlsduseligkeit.

Diese Spaltung in Rechts und Links ist augenfällig in vielen Bereichen. Selbst die Medizin bleibt nicht ausgespart: die rechte Seite, das ist das kartesianische Denken der Allopathie, die linke Seite die künstlerische Spielwiese der »alternativen« Therapien. Die Wahrheit liegt wie immer in der Mitte und bezieht beide Seiten mit ein. Die Buben müssen den Umgang mit ihren Gefühlen lernen, die Mädchen dürfen sich vor der Übernahme von Macht nicht fürchten.
Wahrer Arzt kann nur sein, wer beide Seiten der Medizin kennt. Die Extreme sind unheilvoll. Die extreme Rechte HITLERS, die extreme Linke STALINS ... HAHNEMANN, der Vater der Homöopathie, hat sich mit all seiner erstaunlichen Energie auf die linke Seite geschlagen, und ein Graben tat sich auf zwischen ihm und seinen allopathischen Kollegen. Ach, hätte er Lachesis schon gekannt, um wieder zur Mitte zu finden (diese Arznei wurde erst später von HERING eingeführt)! Vielleicht hätte diese unfruchtbare Kluft zwischen den beiden Hälften der Medizin vermieden werden können.

(L)

- Lachesis-Patienten sind diktatorisch und extrem geschwätzig, sie reden ihre Umgebung buchstäblich »besoffen«.
- Sie meiden die Wärme und vor allem enge Kleidung.
- Auf seelischer Ebene sticht die **Eifersucht** hervor. Lachesis ist die zentrale Arznei des Ödipus-Komplexes, wenn das Kind akzeptieren lernen muß, daß der Vater in die Beziehung Mutter-Kind einbricht. Sich mit dem Vater identifizieren, eifersüchtig sein auf ihn, ihn töten wollen, schließlich ihn hin- und annehmen und letztlich ihn zu lieben, diese Entwicklung ist das Vorspiel einer erfolgreichen Sozialisation des Kindes. So sagt man, daß der Vater der »Botschafter der Gesellschaft« sei. Nach der Überwindung des Ödipus-Komplexes kann das Kind »den anderen« als seinen Nächsten erkennen und akzeptieren.
- Auf körperlicher Ebene treten alle Übel zunächst auf der linken Körperseite auf, wechseln dann zögernd auf die rechte: rezidivierende linksseitige Otitiden, linksseitige Pneumonie, ein Ekzem links usw.
- Auffallend ist auch die Verschlimmerung aller Symptome beim Erwachen.
- Lachesis ist eine Arznei für Kopfläuse. Es gibt Kinder, die diese charmanten Genossen einfach nicht loswerden. Mit der Homöopathie und einer Einwirkung auf das Terrain kann man ihnen helfen, die Sache ein für allemal zu beenden.
- Es ist übrigens interessant, daß von den Arzneien, die für Läuse empfohlen werden, drei das Symptom »Eifersucht bei Kindern« haben (**Apis, Arsenicum album, Lachesis**).
- Ich habe das begriffen, als ich eines Tages einen Hausbesuch machte bei einer Dame, die eben von ihrem zweiten Kind entbunden worden war. Als ich im Begriff bin zu gehen, bittet sie mich um eine Arznei für ihre ältere Tochter, 5 Jahre alt, die ständig Kopfläuse habe. Ich frage sie, ob sie eifersüchtig sei. »Oh, wie eine Laus«, antwortet sie seltsamerweise. Es stellt sich heraus, daß die Tochter, während die Mutter im Krankenhaus weilte, im Bett des Vaters schlief! Symbolisch soll über die Läuse der Vater (»les poux« – die Läuse; »l'epoux« – der Ehemann) getötet werden, was dem Ödipus-Komplex entspricht. Man versteht, warum diese Parasiten am verheerendsten in der ödipalen Phase, d. h. im Kindergartenalter, auftreten.

Beobachtungen

Clémence leidet unter rezidivierenden Anginen

Clémence, 8 Jahre, hat einen Termin wegen alle drei Wochen rezidivierender Anginen. 8 Tage vor dem Termin bringen ihn die Eltern als Notfall mit einer ziemlich dramatischen Symptomatik. Seit drei Tagen hat das Kind eine heftige Angina und der Allgemeinzustand verschlechtert sich trotz zweier aufeinanderfolgend gegebener Antibiotika. Ich finde heraus, daß das Kind alle drei Wochen Antibiotika bekommt, bis

die Keime nun offenbar resistent geworden sind. Das Kind hat 40° Fieber und ist sehr abgeschlagen. Bei der Untersuchung findet sich eine stark vergrößerte linke Mandel mit grauen Belägen sowie eine hämorrhagische Purpura des Gaumensegels.
Am Morgen jedes neuen Fiebertages schwatzt das Kind in größter Geschwindigkeit ein unverständliches Zeug zusammen. Die Anginen treten seit dem 6. Lebensjahr auf. Zu diesem Zeitpunkt erwartete die Mutter den kleinen Bruder. Die Arznei scheint Lachesis zu sein. Ich rate aber den Eltern aus Vorsicht, einen Rachenabstrich und eine Blutuntersuchung durchführen zu lassen. Am selben Abend noch ruft mich der Laborarzt an, um mir zu raten, das Kind nicht ohne Antibiotika in die Nacht zu entlassen, so einen üblen Abstrich hätte er noch nie gesehen. Ich danke herzlich und weise darauf hin, daß bereits seit drei Tagen Antibiotika ohne Resultat eingesetzt werden. »Ich arbeite heute nacht daran, morgen früh haben Sie den Keim«, antwortete der brave Mann.

▶ Am nächsten Tag ruft die Mutter an: nach einer Nacht mit **Lachesis C7** hat das Kind kein Fieber mehr.

Eine halbe Stunde später ist der Laborarzt am Telefon, in höchster Aufregung: er habe ein Gewimmel von anaeroben Keimen in dem Abstrich gefunden, die gegen alle getesteten Antibiotika resistent sind!
Einmal geheilt, hat das Kind keine Rezidive mehr. Der kleine Bruder war ihm im Hals steckengeblieben!

Antoine hat eine linksseitige Otitis

Antoine, ebenfalls 8 Jahre, kommt von seinem Vater, bei dem er das Wochenende verbracht hat – die Eltern sind geschieden –, mit einer linksseitigen Otitis zurück. »So geht das immer seit ein paar Monaten«, stöhnt die Mutter, »jedesmal, wenn er zu seinem Vater geht, kommt er krank zurück.« Ich frage zurück, ja, es ist jedesmal die linke Seite. Der Vater, muß man dazusagen, lebt seit einiger Zeit mit einer neuen Freundin zusammen, die einen Sohn in Antoines Alter hat ... und der Papa ständig in Anspruch nimmt.

Beobachtungen, die auf Lachesis hinweisen, kann man in der homöopathischen Praxis nahezu täglich machen und jenen Satz von Kent bestätigen: »Lachesis scheint für das ganze Menschengeschlecht zu passen, denn das Wesen des Menschen entspricht dispositionsmäßig und charakterlich der Schlangennatur und Schlangengift ruft nur das hervor, was schon im Menschen ist.«
Wir haben gesehen, daß dieses Gift dem Ungleichgewicht entspricht, das durch den Ödipus-Komplex entsteht. Seine Wirkung ist besonders deutlich zwischen dem 6. und 8. Lebensjahr, in der Pubertät und um die Fünfzig herum (bei klimakterischen, geschwätzigen, eifersüchtigen Frauen, die den »Witwentröstern« nicht abgeneigt sind).

Laurocerasus
Aus Freude am Handeln

- Noch so ein aktiver Geschäftsmann, der zusammenklappt, wenn man ihn in den Ruhestand schickt, denn seine Arbeit ist sein Leben. Es kommt zu einem abrupten Bruch des Gleichgewichts, nichts macht mehr Spaß, alles wird düster und schwer. Wenn das Herz nicht mehr bei der Arbeit ist, arbeitet das Herz nicht mehr (**Digitalis**).
- Laurocerasus hat ein großes Herz (Myokardiopathie).
- Auf körperlicher Ebene finden sich Zyanose (auch bei Neugeborenen) und ein Herzgeräusch über der Mitralis.
- Man muß an Laurocerasus denken, wenn es bei kardialen oder Lungenleiden zu einem Reaktionsmangel gegenüber gut ausgewählten Arzneien kommt.
- Noch ein kleines Symptom: beim Schlucken von Flüssigkeit hört der Kranke ein Glucksen in der Speiseröhre und den Eingeweiden (**Cuprum**).

Lilium tigrinum
Die Lilie

- Die Lilie, Blume der Könige Frankreichs, Symbol einer mystischen Hingabe an Gott, Symbol auch der Fruchtbarkeit, ist häufig indiziert bei alleinlebenden Frauen mit ovariellen oder uterinen Symptomen.
- Sie ängstigen sich um ihr Seelenheil, werden durch Trost verschlimmert und haben häufig eine tiefe Depression mit Angst, Weinen und der Furcht, eine unheilbare organische Krankheit zu haben (BOERICKE).
- Es besteht eine Neigung zu fluchen und unflätige Ausdrücke zu benutzen, die Gedanken sind häufig mit Obszönitäten beschäftigt.
- Die Frauen machen einen gehetzten Eindruck und müssen immer etwas zu tun haben.

Kurz, es handelt sich um eine Flucht in die Arbeit (bis zur Überarbeitung) vor einem Hintergrund metaphysischer Angst, ein wenig wie bei **Arsenicum album** (dieses ist jedoch perfektionistischer, pedantisch, geizig) oder **Iodum**, das immer in Aktion ist, aber sich keine Zeit zum Nachdenken nimmt.

- Auf körperlicher Ebene sind erwähnenswert ein Astigmatismus (**Medorrhinum, Tuberkulinum**), Meteorismus, kardiale Schmerzen, als ob das Herz in einen Schraubstock eingespannt wäre (**Cactus**), Pulsationen im ganzen Körper, Erstickungsgefühl vor allem in warmen und überfüllten Räumen, Angina pectoris mit Schmerzen im *rechten* Arm, Uterusprolaps, Anteversion des Uterus, Fibrome, ein scharfer, brauner Ausfluß, Ovarialschmerzen, die sich in die Oberschenkel erstrecken, ein schlechter Schlaf voller schrecklicher Träume, Träume von schwerer Arbeit, manchmal wollüstige Träume.

Luesinum
Die Syphilis

▷ Diese Arznei wird aus den Sekreten luetischer Geschwüre gewonnen.

Nach HAHNEMANN ist die Syphilis Ausgangspunkt des *dritten Miasmas* (nach der **Psora**, die aus der Krätze, und der **Sykose**, die aus dem Tripper entsteht), das wieder die Grundlage für weitere chronische Krankheiten bildet. Dieses dritte Miasma, das wir in Verbindung mit dem Ödipus-Komplex gebracht haben, bedingt eine neurotische seelische Organisation, die beispielsweise einen Impuls zum Mord aus Eifersucht hervorbringt. Das syphilitische Miasma ist gekennzeichnet durch eine Tendenz zur Zerstörung, um dann auf einer neuen Grundlage wieder aufzubauen. Dieses neu Aufgebaute läßt aber häufig zu wünschen übrig.

- Luesinum ist eine bemerkenswerte Arznei für Menschen, die sich auf eine disharmonische Weise entwickeln (Skoliose, Zahnmißbildungen, Skelettdeformationen).
- In der Familiengeschichte finden sich häufig Alkoholismus oder venerische Krankheiten.
- Das Gedächtnis ist schlecht, die Moral niedrig.
- Es besteht ein Zwang, sich ständig die Hände zu waschen.
- Wichtige physische Symptome sind Entzündungen der Hornhaut, schlechte, kariöse Zähne, übermäßiger Speichelfluß (**Barium carbonicum, Mercurius**), Verlangen nach alkoholischen Getränken (**Ethylicum**), chronisches Asthma im Sommer, Verschlimmerung nachts und am Meer.

(L)

Lycopodium
Zu weit rechts

- Das Gegenteil von **Lachesis**. Eine Hypertrophie der »rechten Seite« macht aus dem Individuum einen machtversessenen Macho. Man sagt, daß der *Bärlapp* (Lycopodium clavatum) früher eine Riesenpflanze war, der größte Baum des Waldes. Heute ist es ein lächerlich kleines Gewächs.
- Der Lycopodium-Mensch möchte die Macht, die Energie, die verlorene Würde wiederfinden, aber irgendwo fehlt es ihm dazu an Selbstvertrauen.
- In der Schule ist er Klassenbester, aber trotz seiner Intelligenz fehlt es ihm an geistiger Offenheit, an Beweglichkeit, insbesondere im Bereich der »linken Seite«, der Gefühle.
- Nach der Symbolik der Krippe, die wir schon bei **Apis** erwähnten, muß das Kind, um »Ich bin« sagen zu können, sich lösen von der Mutter, dem Vater, dem Esel (Erwerb von Wissen) und dem Rind (Ablegen von Scheuklappen). Lycopodium stolpert über den letzten Punkt.
- In der Gesellschaft sind Lycopodium-Menschen häufig die kleinen Chefs mit kleinkarierten Ansichten, autoritär, aber auch feige, betroffen häufig von Leberproblemen oder verschiedenen Wehwehchen, die hauptsächlich die rechte Körperhälfte betreffen.

In ihrem Buch über die Symbolik des menschlichen Körpers schreibt Annick de Souzelle etwas Bemerkenswertes über die Rolle der Leberpforte: um auf die supradiaphragmatische Ebene des Körpers zu gelangen, die materielle Welt zu verlassen zugunsten einer erweiterten, spirituellen Sicht der Dinge muß der Mensch durch die »Leberpforte«, die »Enge Pforte« des Evangeliums, die Pfortader, die zur Leber, zum Leben, zum Glauben führt.

- Um zu wachsen, zu ranken, groß zu werden, braucht man Vertrauen. Daran scheitert Lycopodium. Zuviele Läuse laufen über seine Leber, sein Magen schmerzt, er leidet unter Blähungen, Verstopfung, Hämorrhoiden (er bleibt im oralen oder analen Stadium und erreicht nicht die ödipale Stufe, nicht den Anderen).
- Lycopodium-Kinder lieben Judo und Karate.
- In der Schule haben sie Schwierigkeiten mit dem Lesen, sie verwechseln die Laute und verdrehen die Silben.
- Sie haben Asthma oder rechtsseitige Pneumonien mit einem charakteristischen Nasenflügeln. Die Verschlimmerungszeit ist der Nachmittag von 17 bis 19 Uhr.
- Es besteht ein großes Verlangen nach Meeresfrüchten, vor allem Austern, doch

eines Tages werden sie davon krank und entwickeln eine totale Abneigung gegen diese Dinge.

- Auch Zwiebeln werden nur schlecht verdaut (**Thuja**).
- Das Lycopodium-Baby hat häufig roten Sand im Urin (Harnsäure) und einen Nabel- oder rechtsseitigen Leistenbruch. Es spuckt viel, besonders gegen Ende des Nachmittags, und bekommt gewaltige Wutanfälle.

Beobachtung

Alexis leidet unter Otitiden und Anginen auf der rechten Seite

Alexis, 6 Jahre, hat ein langjähriges Problem mit seiner verstopften Nase trotz einer Polypen-Operation im Alter von 6 Monaten. Er leidet unter rezidivierenden rechtsseitigen Otitiden und Anginen. Häufig auch azetonämische Krisen (**Sepia, Phosphor**). In meinem Sprechzimmer sieht er mich etwas überheblich von oben bis unten an, verschränkt die Arme über der Brust, und, als er auf die Untersuchungsliege klettern soll, sagt er schlicht: »Pipi.« Die Eltern springen sofort auf, um ihn auf die Toilette zu führen. »Du gehst hinterher«, sage ich ihm. Er versucht einen Wutausbruch, doch ich bitte die Eltern, sich wieder zu setzen, sehe dem Jungen in die Augen und bedeute ihm in einem Ton, den ich für bestimmt halte, daß, falls er weinen sollte, ich, der Doktor, bestimmt nicht sehr erfreut darüber wäre. Sofort beruhigt er sich, und die restliche Untersuchung geht unter den verblüfften Blicken von Papa und Mama ohne Probleme vonstatten.

▶ Nach **Lycopodium** hat er keine weiteren Probleme mit seiner Gesundheit mehr.

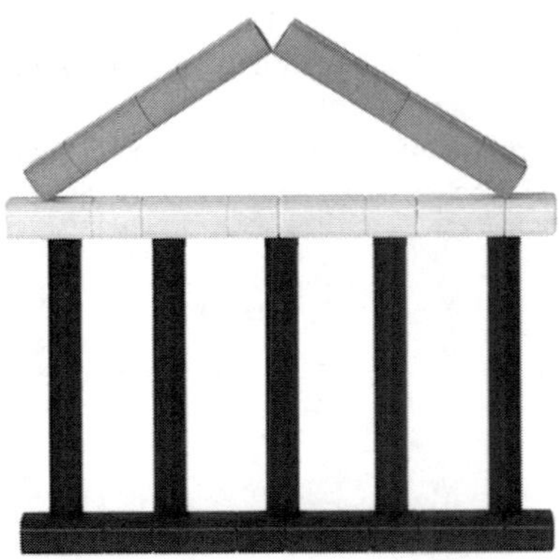

Magnesium carbonicum

Das adoptierte Kind

- Magnesium carbonicum ist ein überempfindliches Kind, sehr nervös, sehr unruhig, es faßt alles an und macht den Eltern das Leben schwer.
- Man findet eine Abneigung gegen Gemüse, ein Verlangen nach Brot und Fleisch, eine Neigung zu grünlichen, schaumigen und sauren Durchfällen. Das ganze Kind riecht sauer.
- Die Beschwerden haben eine Periodizität von drei Wochen.
- Die Zahnung ist langsam und schwierig und beeinflußt den Allgemeinzustand des Kindes erheblich.

J. T. Kent hat entdeckt, daß dies die Arznei für Kinder ist, die von ihren Eltern in irgendeiner Form verlassen wurden und nun Anstrengungen unternehmen, um sich einer Institution (Waisenhaus) oder einer Adoptivfamilie anzupassen.

Beobachtung

Julien wurde adoptiert

Julien, 5 Jahre alt, ist ein Kind, das aus dem Ausland adoptiert wurde. Seine Adoptiveltern hatten einen großen Wunsch nach einem Kind, den sie sich nicht anders erfüllen konnten.

Nach einer Reihe bürokratischer Hürden gelingt es ihnen, dieses Kind im Alter von 6 Monaten zu adoptieren. Ganz offensichtlich lassen sie ihm so gut wie alles durchgehen, richtige Verwöhneltern. Die Mutter läuft unablässig hinter dem Buben her, der alles herunterholt, anfaßt, kaputtmacht.

▶ Mit **Magnesium carbonicum** verschwinden der Schnupfen, die Anginen und Otitiden, die alle drei Wochen auftraten, ebenso wie die nervöse Unruhe.

Magnesium muriaticum

Die Gewaltlosigkeit

- »Herr, du bist mein Hirte, mir wird nichts mangeln ...« Dieses pastorale Bild des Psalms entspricht der Idee von Magnesium muriaticum (ebenso wie die Hippie-Kultur der 60er Jahre). Diese Arznei paßt für sensible, friedfertige, liebevolle Individuen, die sich gern und demütig in eine Gemeinschaft einordnen. Im Hintergrund läßt sich ein Problem mit dem Glauben ausmachen.
- Das klinische Bild ist charakterisiert durch die besonderen Stühle »wie Schafdung«, durch Milchunverträglichkeit, eine Verschlimmerung durch das Meer und Baden im Meer, Verstopfungsprobleme, die mit der Zahnung beginnen (was auffällig ist, denn normalerweise sind die Stühle in dieser Phase eher dünnflüssig).

Die Symbolik des Zahns ist in diesem Zusammenhang aufschlußreich. Die »Geburt« des Zahns ermöglicht dem Säugling eine gewisse Unabhängigkeit von der Mutterbrust. Er kann feste Nahrung kauen und »seine Zähne ins Leben beißen«. Aber diese neugewonnene Aggressivität wird irgendwo in dem Kreislauf des Lebens den Tod zur Folge haben. Indem er andere Dinge als die Muttermilch zu sich nimmt, Getreide, Fleisch usw., tritt der Säugling in den Kreislauf der Gewalt ein.
Magnesium muriaticum zieht es vor, verstopft zu sein, um an diesem Kreislauf nicht teilnehmen zu müssen. Je mehr man zurückhält, desto weniger muß man neu aufnehmen ...

- Magnesium muriaticum ist eine wundervolle Arznei für Kinder, die unter familiären Konflikten leiden (z. B. wenn die Eltern sich schlagen oder gar scheiden lassen, und die Kinder dann Asthma oder eine Epilepsie bekommen).
- Der Magnesium muriaticum-Mensch lehnt die Mutter ab (Verschlimmerung am Meer) und den Vater (Verschlimmerung durch die Sonne).
- Er sucht den wahren Freund, den guten Hirten, der ihn ins Paradies führt. Sein Glaube ist allerdings nicht sehr gefestigt, leicht bricht er unter der Last dieser gewalttätigen Welt zusammen.

Beobachtungen

Ein Baby hat Verstopfung

Man bringt mir ein Kind von 9 Monaten, in Indien gezeugt von einem Aussteigerpärchen auf der Suche nach Erleuchtung. Der Vorname des Kindes bedeutet »Licht des Morgens« in Hindi. Es ist verstopft, seit die Zähne, vergeblich übrigens, versuchen, durchzubrechen. Sein Stuhl sieht aus wie Schafskötteln, die mehr oder weniger zusammengeklumpt sind.

▶ Eine Gabe **Magnesium muriaticum** gibt ihm das Lachen zurück, beendet die Verstopfung, und die Zähne kommen ohne Probleme heraus.

Renaud hat Asthmaanfälle

Renaud, 8 Jahre alt, leidet unter häufigen Asthmaanfällen, die gelegentlich einen Krankenhausaufenthalt erzwingen. Sie treten vor allem in der ersten Nachthälfte auf und durch Ostwind (der vom Meer kommt). Seine Eltern lassen sich eben scheiden und streiten sich häufig in seiner Gegenwart. Es besteht ein großes Verlangen nach Artischocken.

▶ Renaud wird bald gesund mit **Magnesium muriaticum**.

Valerie verdaut die Milch nicht

Valerie ist das Ergebnis eines Seitensprungs. Die Schwangerschaft war geprägt von permanenten Ehekonflikten, die in einer Scheidung der Eltern endeten. Am 11. Lebenstag leidet das Kind unter einem profusen Durchfall. Die Milch kommt so heraus, wie sie hineingekommen ist, völlig unverdaut.

▶ Heilung innerhalb einer Nacht mit **einer Gabe Magnesium muriaticum C15**.

Quentin bekommt Eckzähne

Bei Quentin, 18 Monate alt, kommen die Eckzähne durch. Jede Nacht wacht er um 5 Uhr auf, hat einen generalisierten Hautausschlag, der durch das Baden im Meer und durch Wärme schlimmer wird, sowie eine Verstopfung mit Stühlen »wie Schafdung«.

Magnesium phosphoricum

- Eine krampflösende Arznei, die an **Colocynthis** erinnert.
- Die krampfartigen Schmerzen werden durch Wärme und Reiben gelindert.
- Der Kranke jammert ununterbrochen und schläft nicht (Bauchkoliken, Zahnschmerzen, Regelschmerzen).

Medorrhinum
Und dann?

▷ Eine große Arznei für das **sykotische** Terrain HAHNEMANNS, das einem *Stehenbleiben* in der analen Phase Freuds entspricht.

- Diese Menschen haben ein Problem mit der Zeit. Sie projizieren sich ständig in die Zukunft. »Und dann?« Diese Frage, die man von ihnen immer hört, verdirbt ihnen die Gegenwart.
- Die Medorrhinum-Mama hat einen präzise geführten Terminkalender. Man weiß, daß man in acht Tagen mit diesen und jenen Personen zum Essen gehen wird, man in einem Monat an diesem oder jenem Ort sein wird, daß man in zwei Monaten an die Weihnachtseinkäufe denken muß usw.
- Außerdem sind die Menschen, die diese Arznei möglicherweise brauchen, hellsichtig, sehen aber keine Katastrophen oder negative Ereignisse voraus. So denkt man z. B. an jemanden und dieser Jemand ruft just an, um zu sagen, daß er krank ist.
- In der Familienvorgeschichte gibt es Fälle von Krebs oder chronischem Rheumatismus.
- Das Medorrhinum-Baby schläft auf dem Bauch, den Hintern in der Luft. Häufig findet man ein ausgedehntes feuerrotes Windelekzem.
- Der Erwachsene schläft immer noch auf dem Bauch ein.
- Die Kinder sind empfindlich für Feuchtigkeit (Asthma durch nebliges Wetter z. B.).
- Ihre Beine zappeln ständig, wenn sie sitzen (**Zincum**).
- An den Augen findet man eine chronische Konjunktivitis mit verklebten Augenlidern morgens und einen Astigmatismus (**Tuberculinum, Lilium tigrinum**).
- Die Besserung am Meer ist ein gutes Symptom.
- Auf der Haut sieht man viele kleine Mollusca pendula um den Hals herum oder Warzen auf den Knien. Die Knie sind übrigens eine typische Problemzone für Medorrhinum.
- Mädchen haben häufig einen übelriechenden (wie Fischlake riechenden) Ausfluß.
- Ein kleines charakteristisches Symptom: Karies zwischen den oberen mittleren Schneidezähnen.

Wie kann man Medorrhinum verstehen? Im analen Stadium, nach der oralen Phase, versucht man, die Ein- und Ausfuhr zu kontrollieren. Geld entspricht in diesem Zusammenhang dem Stuhlgang, den man »ausgeben« oder zurückhalten kann (in dieser Hinsicht hat Medorrhinum ein heftiges Analekzem und kann sich nur erleichtern, wenn er sich nach hinten beugt). »Zeit ist Geld.« Medorrhinum versucht, die Zeit zu kontrollieren. Sein Geist bewegt sich ständig in der Zukunft, daher auch seine Hellsichtigkeit, die es zu einer Arznei für Personen mit außergewöhnlichen medialen Fähigkeiten macht (**Phosphor**). Im Gegenzug ist die mangelnde Kontrolle, die Anarchie, verantwortlich für die Hautwucherungen und Krebs. Kurz, angesichts der Instabilität der Zeit versucht Medorrhinum sie von der Zukunft her zu kontrollieren, verliert aber dadurch die Kontrolle über die Gegenwart.

- Diese Arznei ist oft komplementär zu Sulfur.

Mercurium solubilis

Der Betrug

▷ In der Antike war Merkur der Götterbote.

Er hatte eine himmlische Botschaft unter den Menschen zu verbreiten. Aber da ist diese Versuchung, diese Nachricht für seine persönlichen Zwecke zu nutzen ... was aus ihm den Gott der Händler und Diebe macht.

- In unserer modernen Gesellschaft entspräche etwa ein Insider-Geschäft an der Börse einem Merkur-Delikt. Dennoch entspricht diese Arznei einem viel größeren Patientenkreis als nur betrügerischen Börsenmaklern: wer hat nicht irgendwann Lust auf den »Clou«, den großen Betrug, der was einbringt?
- Man findet Mercurius unter den frühreifen Kindern, den Begabten, die Klassen überspringen, oder unter den Chefs von Jugendbanden, die mit einem Rad ihrer Motorräder im Gefängnis stehen.
- Es sind Kinder, deren Umgang man auf das argwöhnischste beäugen muß. Kinder voller Unruhe, Faxenmacher, die alles anfassen müssen, wagemutig, diktatorisch zuweilen, aber auch egozentrisch, der Familie gegenüber gefühllos bis zu Mordimpulsen.
- Auf körperlicher Ebene ist die Merkurial-Angina bekannt mit fötidem Geruch, Speichelfluß, weißen Belägen, belegter Zunge mit Zahneindrücken, Schweißen und Fieber mit Zittern.
- Die Haut ist allgemein ungesund (Furunkel, Eiterung ...).
- Schließlich liebt Mercurius Brot und Butter.

Beobachtung

Roger ist äußerst unruhig

Roger, 9 Jahre alt, faßt in meinem Sprechzimmer alles an, während seine Eltern, sichtlich müde, mir klagen, daß er so häufig Halsentzündungen, Otitiden oder Furunkel habe. Bei der Geburt hatte er ein Kephalhämatom (**Calcium carbonicum, Fluoricum acidum, Mercurius, Silicea**). Er liebt Butter, die er mit dem Teelöffel ißt. In der Schule gibt es Probleme mit der Disziplin. Die Untersuchung fördert einen stinkenden Atem zutage.

▶ **Mercurius C15**, dann **C30**.

Drei Monate später muß mir die Helferin seine frühere Unruhe erst wieder ins Gedächtnis rufen. Jetzt ist er sanft wie ein Lamm ... und hat seither keine Probleme mehr mit der Gesundheit.

Andere Mercurius-Salze

Mercurius corrosivus

- Durchfall mit hämorrhagischen, schleimigen, stinkenden Stühlen, Nephritis, Stomatitis herpetica, Aphthen und Fieber (**Rhus toxicodendron**).

Mercurius iodatus ruber

- Angina, vorwiegend linksseitig (**Lachesis**).

Mercurius iodatus flavus

- Angina, vorwiegend rechtsseitig (**Lycopodium**).

Mercurius sulfuratus ruber (Cinnabaris)

- Exzellente Arznei für die Entzündung der Vorhaut.

Mercurius sulfuratus

- Empfehlenswert bei Heuschnupfen, besonders wenn Niesen beim kleinsten Sonnenstrahl auftritt (**Agaricus**).

Mezereum

Der Orientierungspunkt

- Ein wirksames Mittel bei Hautausschlägen, die durch Salben unterdrückt wurden, oder bei Ausschlägen nach Impfungen.
- Es paßt bei Impetigo mit goldgelbem, honigartigem Eiter, der unter einer Krustenschicht hervortritt.
- Darüber hinaus ist Mezereum eine zentrale Arznei bei der bilateralen Sinusitis maxillaris mit chronischem Husten, Fieberanstieg gegen Ende des Nachmittags und Druckschmerz über den Sinus (**2 Gaben der C15 binnen 48 Stunden** heilen Fälle, die zweiwöchentlicher Antibiose widerstanden haben!).

Der Schlüssel zur Arznei liegt auf dieser Ebene. Die Kieferhöhlen sind Hohlorgane des Gesichts, in denen sich anatomische Strukturen finden, die auf den Magnetismus der Umgebung reagieren und, ähnlich wie bei den Zugvögeln, eine Orientierung im Raum erlauben. Im Anschluß an einen Umzug, eine Auslandsreise, einen Ferienaufenthalt usw. blockiert der Mezereum-Patient seine Kieferhöhlen und verliert die »Nordung«.

- Das Kind weist ein maximales Fieber am späten Nachmittag auf, es hustet, klagt über Bauchschmerzen. Die Röntgenaufnahme zeigt die verschatteten Sinus maxillares (für den Fall der nur rechtsseitigen Sinusitis maxillaris kommen **Lycopodium, Sulfur** oder **Aurum** in Frage, bei linksseitiger **Lachesis**).

- Sinusitiden sind allopathisch oft schwer zu behandeln, trotz Antibiotika, die nur schwer in die Höhlen penetrieren, und Entzündungshemmern. Mit einem gut gewählten homöopathischen Mittel dagegen heilen sie häufig schnell ab.
- Wenn wir schon über die Sinusitis maxillaris sprechen, was ist mit den Stirnhöhlenentzündungen und ihren supraorbitalen Kopfschmerzen? Die Arzneien hierfür sind oft **Arsenicum album, Kalium bichromicum** oder **Silicea** bei den eher frostigen Patienten, **Sanguinaria** und **Thuja** bei den nicht frostigen.

Beobachtung

Veterinärfall

Rex, ein siebenjähriger Schäferhund, hat seit einem Umzug ein wanderndes Ekzem mit starkem Juckreiz und Verschlimmerung durch Wärme.

▶ Heilung mit **Mezereum C9**.

Millefolium

- Gutes Mittel für Nasenbluten (**Ferrum phosphoricum**) und schmerzhafte Varizen während der Schwangerschaft.

▷ Was das Nasenbluten angeht, hier ein kleiner unfehlbarer Trick, den mir ein indischer Homöopath verraten hat und der die Blutung schnell stoppt. Man sage dem Patienten, er möge sich ein kleines Stückchen Papier unter die Zunge legen. Ich habe keine Ahnung, auf welchem Wege das wirkt, aber die Ergebnisse sind beeindruckend.

Moschus
Die Verleumdung

- Hahnemann erwähnt, daß Personen, die Moschus als Parfüm benutzen, ein schwaches Nervenkostüm bekommen.
- Diese Arznei, die übrigens von E. Valero sehr gut erforscht wurde, hat als einzige **»verleumderische Träume«** in ihrem Mittelbild. Der Betreffende träumt, daß er jemanden durch lügenhafte Worte oder Briefe zu diffamieren sucht. Seinerseits wird er überempfindlich gegenüber der Meinung, die andere von ihm haben könnten.
- Kent berichtet, daß diese Arznei nützlich ist für kleine Mädchen, die seit ihrer frühesten Kindheit Tricks und Listen gebrauchen, um alle ihre kapriziösen Wünsche erfüllt zu sehen.
- Man findet so verschiedene Symptome wie vorgetäuschte Blindheit oder Taubheit, Ohnmachtsanfälle, nervöse und hysterische Ausbrüche, unkontrollierbares Lachen, krampfhafter nervöser Schluckauf, sexuelle Erregung, Atemprobleme mit Druck auf der Brust und Glottiskrampf sowie ein nervöses Asthma bei Kindern.

Muriaticum acidum
Der Tod der Mutter

- Das Muriaticum acidum-Kind gibt sein Leid nur durch ein typisches Symptom zu erkennen: es hat Hämorrhoiden (einzige Arznei für Hämorrhoiden beim Kind).
- Manchmal findet man auch Nasenbluten.
- Das Leiden ist eines sehr tiefen und verborgenen Ursprungs.

Beobachtungen

Ein Kind hat blutende Hämorrhoiden

Ein siebenjähriges Kind kommt wegen wiederholter Bronchitiden. Beim Durchblättern des Gesundheitsheftchens stolpere ich über die mehrfache Erwähnung »blutender Hämorrhoiden«. Ich sehe mir die Mutter näher an, eine noch junge Frau mit einem müden, faltigen, vorgealtertem Gesicht. Ich strecke ihr sozusagen den kleinen

Finger hin: »Und Sie? Wie geht es Ihnen?« »Doktor, ich bin so müde. Seit Jahren schlafe ich nicht mehr. Jede Nacht wache ich mit dem gleichen Alptraum auf und kann nicht wieder einschlafen.« Ich packe die Gelegenheit beim Schopf, zumal unsere belgischen Kollegen gezeigt haben, daß der Traum ein ursprüngliches Symptom, also von großer Bedeutung ist. »Was ist das für ein Traum?« »Jede Nacht träume ich, daß meine Mutter stirbt.« Ich erfahre dann, daß ihre Mutter in Marokko an Tuberkulose gestorben ist, als sie selbst etwa 8 Jahre alt war.

Aus Neugier schlage ich HAHNEMANNS Arzneimittellehre auf und finde als Symptom Nr. 545: »Träumt, seine Mutter sei gestorben (den vierten Tag).«

▶ Ich verschreibe also **Muriaticum acidum** in steigenden Verdünnungen (**C15** bis **C30**) sowohl der Mutter wie dem Kind.

Seit nunmehr zwei Jahren geht alles gut: die Bronchitiden sind nicht wiedergekommen, und das Gesicht der Mutter macht einen gelösteren Eindruck.

Die Mutter liegt im Sterben

Kürzlich bringt mir ein Paar sein Baby für die Routineuntersuchung. Alles ist in Ordnung, eine Verschreibung nicht notwendig. Im Moment des Weggehens erhebt sich der Vater aus dem Stuhl und bittet mich um eine Arznei für seine heftig schmerzenden Hämorrhoiden, die er seit drei Wochen habe und gegen die die allopathische Behandlung bisher nichts habe ausrichten können. Sein Gesicht drückt dieselbe Müdigkeit und Angst aus, die ich bei der jungen Mutter im vorigen Beispiel gesehen hatte. »Wie geht es Ihrer Mutter?« Der Mann wird blaß, setzt sich wieder und erzählt sehr verstört, daß seine Mutter im Sterben liege infolge eines foudroyanten Karzinoms, dessen Symptome sich erst vor drei Wochen gezeigt hätten!

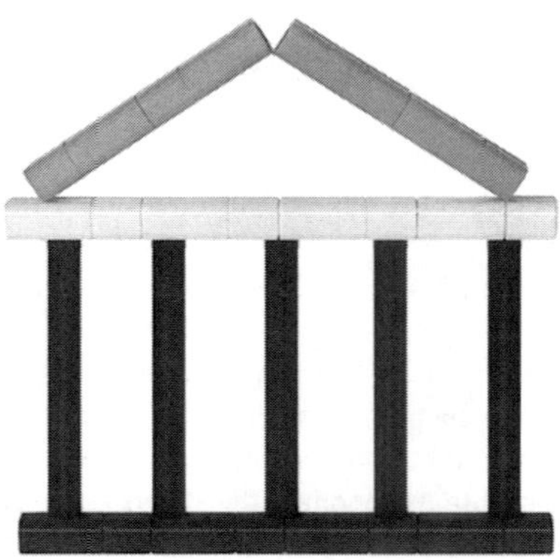

Naja tripudians

- Ein weiteres Schlangengift, nützlich, wenn jeder Schnupfen in Asthma endet (**Iodum**).
- Die Arznei entspricht Symptomen wie **Furcht**, verlassen zu werden, Furcht vor Regen, akuten und chronischen Endokarditiden (als Folge von Infektionskrankheiten).
- Die Mutter eines asthmatischen Kindes, das durch diese Arznei geheilt wurde, erzählte mir, daß sie während der Schwangerschaft erleben mußte, wie ihr Schwiegersohn vor ihren Augen ertrank.

Das Symbol der Apotheker ist eine Schlange, die ihr Gift in eine Schale spuckt. Die Homöopathen, die Gifte sehr häufig benutzen, stammen in direkter symbolischer Linie vom Arzneimittelschatz selbst ab.

Natrium carbonicum

Die Harmonie mit dem Kosmos

- Der Natrium carbonicum-Mensch besitzt eine außerordentliche Empfindlichkeit für Musik, besonders Klaviermusik.
- Die Kinder lispeln ein wenig (**Conium, Lachesis, Nux vomica**) und vertragen weder Milch noch Sonne.
- Die Knöchel sind schwach und leicht verstaucht.
- Man findet weiße Flecken auf der Gesichtshaut und Schwellungen der Oberlider (**Kalium carbonicum**).
- Das Natrium carbonicum-Baby hat frühzeitig eine belegte Zunge, Unruhe und Windelekzem.

▷ Um es zu beruhigen, reicht es, **Natrium carbonicum**, d. h. Bikarbonat in Wasser gelöst in den Mund zu geben und eine Platte mit Musik von Chopin aufzulegen.

- Natrium carbonicum träumt von der totalen Harmonie mit dem Kosmos. Häufig interessieren sie sich für Astronomie, die ihnen ebensoviel Vergnügen machen kann wie eine Mozart-Sonate.

- »Musik kann Trübsinn bis zum religiösen Wahnsinn auslösen. Dies gilt für alle Natriums, trifft aber besonders auf Natrium carbonicum zu«, schreibt KENT in seiner Arzneimittellehre.

Beobachtungen

Isabelle befindet sich in einem akuten Delirium

Isabelle ist 27 Jahre alt, als sie am 8. November 1979 in die Notfallaufnahme gebracht wird, wo ich Dienst habe. Sie ist in einem akuten deliranten Schub. Klavierlehrerin von Beruf, ist sie kürzlich bei ihren Eltern ausgezogen, wohin sie sich nach einer enttäuschten und »unmöglichen« Liebesgeschichte mit einem berühmten Dirigenten geflüchtet hatte. Das akute Delirium hatte begonnen, als man ihr das Klavier anlieferte und sie es ausprobierte. In der Aufnahme ist ihre delirante Unruhe so heftig, daß Neuroleptika intravenös gegeben werden müssen. Das Delirium ist von religiösen Themen beherrscht, Kreuzigungsszenen kommen vor.

▶ Ich gebe ihr **eine Gabe Ignatia**, dann, denselben Abend noch, **Natrium muriaticum**, ausgewählt nach der Causa (Folgen von enttäuschter Liebe), dem allgemeinen Eindruck (Magerkeit) und dem Vorhandensein von Niednägeln.

Der Zustand der Kranken bessert sich schnell, die Neuroleptika können reduziert und binnen einer Woche abgesetzt werden. Am 18. November kann Isabelle tagsüber das Krankenhaus verlassen, um ihre Stunden zu geben. Völlig entlassen wird sie am 28. November. Am 6. Dezember geht es ihr gut, sie klagt aber über Alpträume. Sie träumt, jemand bräche bei ihr ein.

▶ Es besteht überdies ein Ödem der Oberlider, was uns auf die Spur der konstitutionellen Arznei bringt: **Natrium carbonicum**.

Diese Arznei wird dreimal innerhalb dreier Monate wiederholt. Ein Jahr später ist Isabelle auf seelischer wie auf körperlicher Ebene eine andere geworden. Ein Minimum an Neuroleptika, Homöopathie und Psychotherapie haben ihr geholfen, dieses schwierige Kap zu umschiffen.

Natrium muriaticum
Der Vater

- Wenn die Sonne auf das Meer (die Mutter) trifft, entsteht das Salz (der Sohn). Der Vater ist die Person, die Mutter und Sohn trennt und letzterem die Sprache bringt (die Symbiose zwischen Mutter und Kind braucht keine Sprache). Im Besitz des Wortes wird das Kind die Mutter »verlieren« und sich zu anderen, dritten wenden können.
- Natrium muriaticum-Kinder haben ein Problem mit dem Vater. Entweder war er zu präsent und in einer symbiotischen Bindung mit dem Kind befangen, oder im Gegenteil völlig abwesend, physisch oder moralisch.
- Natrium muriaticum mauert sich in sich selbst ein, in einer makellosen Reserviertheit. Er spricht spät und wenig und erzählt nichts aus seinem Leben (aus der Schule z. B.).
- Als Erwachsener verbirgt er sein Gesicht hinter einem wuchernden Bart und überquert den Atlantik als Einhandsegler, allein zwischen Sonne und Meer!
- Im Sprechzimmer gibt er nichts preis. Die Anamnese bleibt ein weißes Blatt, auf das man in großen Lettern »Natrium muriaticum« schreiben kann.
- Auf körperlicher Ebene sind die Symptome im allgemeinen sehr charakteristisch: Abmagerung von oben nach unten (magere Ärmchen, enger Brustkorb), Verlangen nach Salz, nach Brot und Fleisch, intensiver Durst, Verstopfung, Sonnenallergie, Herpes, Schnupfen, der mit heftigem und erschütterndem Niesen beginnt, Asthma gegen 9 Uhr morgens oder zwischen 9 und 10 Uhr abends, »Landkartenzunge«, abgebissene Fingernägel (**Medorrhinum**), Niednägel (kleine Häutchen um die Nägel herum, an denen man gerne knabbert), eine fettige Haut, Schuppen und Ausschlag am Haarrand, Urtikaria.
- Natrium muriaticum hat im allgemeinen eine Besserung seines Zustandes am Meer, Verschlechterung am Meer, wenn beispielsweise der Salzbedarf schon gedeckt ist, kommt auch vor.
- Natrium muriaticum ist auch eine Arznei für Eifersucht unter Kindern (**Arsenicum album, Nux vomica, Sepia**).

Beobachtungen

Bertrand ist eifersüchtig

Bertrand, 9 Jahre, ist sehr eifersüchtig auf seine dreijährige Schwester. Diese wiederum ist sehr extrovertiert, spielt Komödie »für die Galerie« und amüsiert den Vater. Seit einiger Zeit salzt der Junge das Essen nach, will allein sein, macht einen abwesenden Eindruck. Plötzlich treten heftige Asthmaanfälle auf, und zwar jeden Abend gegen 22 Uhr.

▶ Natrium muriaticum führt schnell zur Heilung.

Eine Großmutter, Apothekerin von Beruf, nützt die Ferien, um mir ihren 20 Monate alten Enkel zu bringen, der über und über von einem Ekzem bedeckt ist. »Meine Tochter ist selber Ärztin, aber ich glaube nicht, daß die Schulmedizin da was tun kann.« Das Kind ist mager und spricht kaum. Ich erfahre, daß es verstopft ist und nach Salz giert. Ich denke an Natrium muriaticum und bemerke, daß die Großmutter einen leichten Strabismus divergens hat, mit der Folge, daß sie mir nie in die Augen guckt. Es ist kein Zufall, daß sie mir das Kind bringt, beide haben das gleiche Terrain. Ich wende mich an sie mit den Worten: »Erzählen Sie mir ein wenig von Ihrem Vater.« Sie sträubt sich ein wenig, weint und gesteht dann, daß ihr Vater Alkoholiker war und das Familienleben früher die Hölle.

▶ Beide profitieren von **Natrium muriaticum**, das das Ekzem des Kleinen völlig zum Verschwinden bringt.

Natrium phosphoricum

Die Freiheit

- Eine häufig bei Leuten anzutreffende Arznei, die einen Milchsäureüberschuß infolge exzessiven Zuckerkonsums haben.
- Saures Aufstoßen, saurer Geschmack im Mund, belegte Zunge gehören zum Mittelbild.
- Die Träume sind geprägt von verschlossenen Türen und Wegen, die plötzlich enden, was für eine unbewußte Sehnsucht nach Freiheit spricht.
- Diese Sehnsucht führt häufig in die Sackgasse des Drogenkonsums.

N

Natrium sulfuricum
Wasserspiele

- Die Menschen, die diese Arznei brauchen, reagieren auf den kleinsten Wetterwechsel aufgrund einer enormen Empfindlichkeit gegenüber Feuchtigkeit.
- Schnupfen, Asthma bei feuchtem Wetter, vor allem gegen 4–5 Uhr morgens, Meningitis nach einem Schädeltrauma mit Hirnödem, Launenhaftigkeit mit Schwankungen zwischen Euphorie und Depression (manisch-depressives Syndrom) sind charakteristische Symptome von Natrium sulfuricum.

Um diese Arznei zu verstehen, muß man bis zur Geburt zurückgehen. Dort war es zu einem Schädeltrauma mit Hirnödem gekommen (Übermaß an Wasser, an Feuchtigkeit im Hirn). In der Folge werden wir gut gelaunt (»humorig«: humor = lat. Feuchtigkeit) beim Trinken an der Brust und depressiv, wenn die Flasche leer ist (oder die Brust). Daher diese Beziehung zwischen dem Seelenzustand und der extrazellulären Feuchtigkeit. Natrium sulfuricum regelt alle diese Phänomene. Man versteht jetzt seine Wirkung bei Folgen von Kopfverletzungen und Folgen von feuchtem Wetter.

- Erwähnenswert sind auch das starke Verlangen nach Fett (was bei Kindern selten ist), eine Neigung zu Warzen und Kondylomen, Morgendurchfälle und die Möglichkeit einer linksbasalen Pneumonie.
- Natrium sulfuricum hat eine Verschlimmerung am Meer.

Beobachtung

Ein Neugeborenes mit einem Status epilepticus

Daniel hat eine katastrophale Geburt hinter sich, sein Schädeldurchmesser paßte nur gerade so eben durch das Becken seiner Mutter. Nach einer langen und mühsamen Niederkunft hat das Neugeborene 24 Stunden lang einen Status epilepticus, der den Einsatz aller modernen Reanimationsmöglichkeiten verlangt. Die Untersuchungen ergaben eine Meningealblutung. Das Kind verläßt im Alter von 3 Wochen das Krankenhaus mit einer hochdosierten antiepileptischen Therapie und einem schwer gestörten EEG.

▶ Ich gebe ihm **zwei Gaben Arnica C15** und **C30**, dann **Natrium sulfuricum C15–18–24–30, eine Gabe pro Woche**.

Im Alter von 3 Monaten ist das EEG normal und die Anfallsmedikation kann abgesetzt werden. Im Alter von 6 Monaten ist das Kind normal entwickelt und kann sitzen. Im Alter von 9 Monaten erscheinen Warzen auf dem Bauch und bleiben 2 Monate bestehen. Gegenwärtig ist das Kind 6 Jahre alt und seine Entwicklung völlig normal.

Nitricum acidum

Der Geist des Gesetzes

- Nitricum acidum ist ein Mensch, der Gesetze und Regeln starr anwendet. Mildernde Umstände für jedweden, der sich etwas zu schulden kommen läßt, werden nicht anerkannt. Es war sicher ein Nitricum acidum-Individuum, das geschrieben hat: Dura lex sed lex.
- In der Schule entspricht es dem zu ruhigen, dem »zu vernünftigen« Kind. Sein Leiden rührt aus einem Mangel an geistiger Beweglichkeit und Feingefühl. Wenn am 1. April ein Witzbold von einem Lehrer der Klasse eine Strafarbeit von 1000 Zeilen aufgibt, sitzt unser armes Nitricum acidum die ganze Nacht wach und bedeckt Seite um Seite mit seiner Krakelschrift (tatsächliches Erlebnis!).
- Auf körperlicher Ebene sieht man folgendes Bild: chronischer Nasenkatarrh, chronische Otitis mit Cholesteatom, einen gutartigen Tumor, der sich im Mittelohr entwickelt (**Calcium carbonicum**), häufige Heiserkeit, stinkender Fußschweiß, weiße Flecken auf den Nägeln (**Alumina, Arsenicum album, Phosphoricum acidum, Sepia, Silicea, Sulfur, Tuberculinum**), Analfissuren, starker Uringeruch (wie von Pferdeharn).
- Die Kinder lieben Fett und Salz (Schweinernes z. B.) und alles, was unverdaulich ist (wie gewisse Gesetze!).
- Bemerkenswert ist die Besserung aller Symptome beim Fahren in einem Wagen.

Einem Nitricum acidum-Menschen muß man zu verstehen geben, daß es Verzeihung gibt. In dieser Welt ist kein Mensch perfekt. Ein menschlicher Irrtum ist verzeihbar. Auf seinem Irrtum zu bestehen allerdings ist teuflisch.

Beobachtung

Mathieu hat Asthma und ein Ekzem

Mathieu, 7 Jahre alt, kommt mit Asthma und einem Ekzem. Auf einem der ersten Schulhefte findet sich bereits die Beurteilung: »Mathieu ist zu vernünftig.« Das Kind hat eine Landkartenzunge (**Natrium muriaticum**), Verstopfung mit Blutungen beim Stuhlgang, eine Warze auf der rechten Hüfte und ein starkes Verlangen nach Salz und Fett.

Nux moschata
Der Vogel Strauß

- Die Arznei entspricht Leuten, die bei der kleinsten Unannehmlichkeit in Ohnmacht fallen. Sie halten sich die Hände vor die Augen, wenn Gefahr droht, eine lächerliche und gefährliche Geste.
- Man findet auch eine große Schläfrigkeit bis zur Somnolenz.
- Eine meiner Patientinnen gestand mir, daß sie sich immer schlafen legte, wenn es Probleme gab. Als ich ihr Kind untersuchte, verbarg es das Gesicht in den Händen ...
- Neben den kalten Extremitäten, den trockenen Schleimhäuten und einer besonderen Vorliebe für die Muskatnuß als Gewürz gibt es noch ein sehr charakteristisches Symptom: eine **Einziehung der Brustwarzen**.

Nux vomica
Der Überarbeitete

- Die Brechnuß enthält Strychnin. Jüngere neurophysiologische Arbeiten konnten zeigen, daß Strychnin ein Neurotransmitter ist, der die Pyramidenbahn, die für unsere Motilität verantwortlich ist, stimuliert (Glyzin hingegen dämpft dieses System).
- Dies bestätigt die homöopathische Beobachtung, daß Nux vomica ein überstimulierter Mensch ist, am Ende seiner Nerven, als Folge eines Übermaßes an fetter Ernährung, alkoholischen Getränken und geistiger Arbeit ohne entsprechenden körperlichen Ausgleich.
- Nux vomica ist reizbar. Er drängelt sich ins Sprechzimmer vor und fängt an, über die Behandlung zu schimpfen, die noch überhaupt nicht gewirkt habe.
- In seiner Perfektionswut stört ihn das kleinste Detail.
- Er zuckt zusammen bei Geräuschen und ist überempfindlich gegenüber allen äußeren Eindrücken (Licht, Geruch usw.).
- Manchmal weicht dieser Erregungszustand einer kurzen Siesta, die ihm sehr gut tut, die er aber unter Einsatz von Kaffee, Alkohol, Tabak und diversen Medikamenten zu überspringen sucht.
- Das Nux vomica-Baby ist »überarbeitet« von seiner intensiven Verdauungstätigkeit, die nicht ohne Störungen abgeht. Es ißt viel, verdaut schlecht, kann kein »Bäuer-

chen« machen, spuckt die Milch aus und ist unruhig. Es hat eine Bauch- oder Leistenhernie (die droht, einzuklemmen). Die Nase ist verstopft, vor allem nachts, was den Schlaf erheblich stört. Stuhldrang besteht mehrmals am Tage, doch bei Erwachsenen wie bei Kindern kommt jedesmal nur sehr wenig.

- Bei Erwachsenen findet man Rückenschmerzen, die dazu zwingen, sich aufzusetzen, damit man sich umdrehen kann.
- Nux vomica kann ab 3 Uhr nachts nicht mehr schlafen.

Was bringt Nux vomica dazu, sich so zu überarbeiten? Es ist die Furcht vor dem Mangel, die Furcht vor Armut beim Erwachsenen, die Furcht, Hungers zu sterben beim Säugling.

Beobachtung

Rémi leidet an Ohrentzündungen

Rémi, 3 Jahre alt, hat rezidivierende Otitiden. Eines Tages kommt er mit Fieberkrämpfen ins Krankenhaus. Die Untersuchung ergibt eine Narbe nach Herniektomie links im Alter von 2 Monaten, eine marmorierte Haut (geringgradige periphere Kreislaufinsuffizienz), einen Nabelbruch und eine verstopfte Nase.

- ▶ Unter **Nux vomica C15** und **C30** verschwinden die Ohrentzündungen, um einem wenig juckenden generalisierten Ekzem Platz zu machen, das sechs Monate später verschwindet.
- ▶ Bei der Gelegenheit einige Arzneien für Fieberkrämpfe: **Cicuta virosa, Cina, Curare, Hyoscyamus, Nux vomica, Opium, Stramonium**.

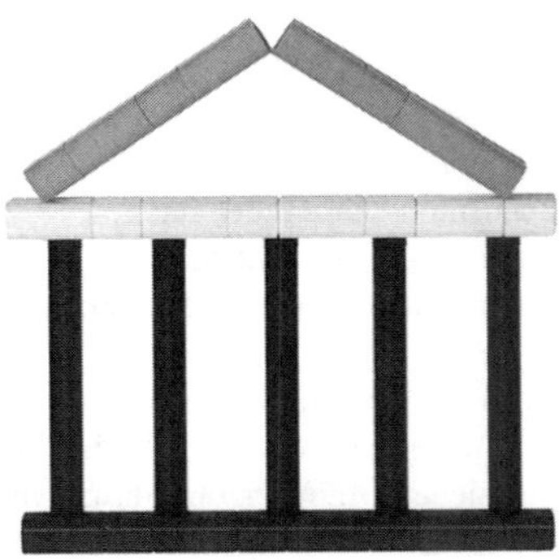

O

Oleum animale

Das Fett

- Eine wirkungsvolle Arznei für Fälle von Adipositas, in denen der Betreffende ein Verlangen nach Fett nicht zügeln kann.
- Ein Detail, das die Verschreibung gestattet: **rotes Gesicht ohne Fieber** (**Capsicum, Ferrum, Phosphor, Psorinum**).
- Unter der Einwirkung dieser Arznei habe ich mehrere Kinder in den folgenden Monaten mehrere Kilogramm abnehmen sehen und erklären hören, daß sie eine seltsame Abneigung gegen Fett entwickelt hätten, das sie vorher doch gierig verschlungen haben.

Oleum Jecoris Aselli

Lebertran

- Als traditionelle Vitamin D-Quelle ist der Lebertran lange Zeit der Alptraum der Kinder gewesen. Vitamin D ist in kleinen Dosen für das Wachstum notwendig. Es verhindert Rachitis.
- Allerdings blockiert es in hohen Dosen dieses Wachstum. (Die Bewohner der sonnenverwöhnten Mittelmeerländer sind relativ klein ...)

Beobachtung

Olivier ist sehr klein und leidet an Rückenschmerzen

Olivier ist ein zwölfjähriger Junge, den ich seit seinem dritten Lebensjahr behandele. Zum erstenmal kam er mit einer chronischen Diarrhoe, die, mal mehr, mal weniger, seit seinem 6. Lebensmonat bestanden hatte.

- ▶ Damals half **Podophyllum**, gefolgt von **Pulsatilla**.
- ▶ Im folgenden Jahr wird eine Pneumonie mit **Phosphor**, dann **Natrium sulfuricum** behandelt.

In der Folgezeit gibt es keine Probleme mit der Gesundheit mehr, doch weist das Kind mehr und mehr einen Wachstumsrückstand auf in Verbindung mit einer zunehmenden Agitiertheit, wofür verschiedene Arzneien ohne Erfolg verschrieben waren (**Arsenicum album, Medorrhinum, Sulfur**).

Mit 11 Jahren mißt er 1,28 m und wiegt 28 kg. Sicherlich sind auch die Eltern nicht sehr groß, aber vorsichtshalber lasse ich im nahen Krankenhaus eine komplette Blutuntersuchung vornehmen. Die Ergebnisse sind allesamt unauffällig, und außer der intravenösen Gabe von Vitamin D erfolgt keine Therapie.
Das Kind wird immer unerträglicher. Sein Schuljahr ist in Gefahr. Seine Lehrer wollen nicht mehr mitspielen. Rückenschmerzen treten auf, von den Ärzten des Klinikums wird die Diagnose »Ankylosierende Spondylarthritis« gestellt (Morbus Bechterew). Die Mutter des Kindes bemerkt, daß sich die Schmerzen nach jeder Dosis des Vitaminpräparates zu verschlimmern scheinen, doch der Professor versichert ihr, daß es keinen Zusammenhang zwischen dem Rheumatismus und der Spritze gebe.
Man muß hier bemerken, daß die Mutter von demselben Leiden betroffen ist, dessentwegen sie schon einmal, im Alter von 17 Jahren operiert worden war. Ihre Körpergröße war zu der Zeit unterhalb des Normalen, weshalb ihre Eltern sie zu einem Arzt geschickt hatten. Im Anschluß an die verschriebenen Spritzen sei dann der Bechterew aufgetreten und verschlechtere sich seither zunehmend.
Ich sehe den Jungen nun immer seltener, seine Behandlung übernimmt das Universitätskrankenhaus. Im Mai 1990 läßt der Direktor der Schule die Eltern rufen, da der Junge eine heftige Schmerzattacke in der Schule bekommen hat, und da meine Praxis der Schule benachbart ist, bringen sie ihn zu mir.
Bei der klinischen Untersuchung finde ich eine sehr schmerzhafte Zone im Bereich der Ileosakralgelenke. Ich repertorisiere »Schmerzen, Ileosakralgegend« und »Zwergwuchs«: drei Arzneien kommen in Frage, **Calcium phosphoricum, Oleum jecoris aselli** und **Sulfur**.
Meine Aufmerksamkeit richtet sich auf Oleum jecoris aselli, denn ein Baby, das ich vor Jahren behandelte, hatte abrupt nach einer Injektion Vitamin D aufgehört zu wachsen, und alles hatte sich wieder eingerenkt nach einer Gabe **Oleum jecoris aselli C15**. Ich frage: »Bekommt er Vitaminspritzen?« Jetzt erzählt mir die Mutter von ihren Beobachtungen.

▶ Nach **vier Gaben Oleum jecoris aselli (C15–18–24–30)** sind die Schmerzen verschwunden, die ihn jeden Tag gequält hatten.

Parallel dazu war auch die Nervosität verschwunden, zur großen Freude der Lehrer und mit günstigen Folgen für die schulische Leistung. Dem Kind geht es seither gut, es erreicht ein normales Wachstum (6 cm pro Jahr) und gute Noten in der Schule. In der Arzneimittellehre Allens finden sich auch der Durchfall und die Pneumonie im Säuglingsalter. Ich habe diese Arznei auch der Mutter empfohlen, die ebenfalls davon zu profitieren scheint.

O

Opium

Das Paradies

- Mit dieser Arznei sind wir wieder ganz auf der Höhe der aktuellen Neurophysiologie. Es ist eine etablierte Tatsache, daß an verschiedenen Stellen des Körpers Endorphine gebildet werden, natürliche Opiate, die Schmerzen und Furcht lindern, Husten stillen und die Darmpassage verlangsamen.

Drogenabhängige injizieren sich Morphin, um ins Nirwana zu kommen, wo es keine Ängste gibt und die vollkommene Glückseligkeit herrscht. Doch wenn die Wirkung des Gifts nachläßt, stellt sich die Situation genau andersherum dar. Die Hölle der Furcht und der Schmerzen läßt den Süchtigen immer wieder nach der Droge greifen, koste es, was es wolle. Auch auf natürliche Weise kann man den Endomorphinspiegel erhöhen: die Mystiker in Trance sind ein Beispiel. Auf prosaischere Weise kann auch ein Jogging ab 8 km den Spiegel merklich erhöhen und zu Heiterkeit, geistiger Beweglichkeit und gesteigerter Einbildungskraft führen. Auf der Erde müssen wir wählen zwischen dem Genuß sofort und dem Leiden später, das ist der Weg des Süchtigen, und dem Leiden zuerst und das Vergnügen hinterher, das ist der Weg des Sportlers beispielsweise.

- In der Homöopathie ist Opium die zentrale Arznei für akute oder chronische Folgen von Furcht. Die Furcht erregt **Aconit** und paralysiert Opium, das sogar aus Angst sterben kann, infolge eines kardiorespiratorischen Stillstands (die Morphinderivate lähmen diese beiden lebenswichtigen Funktionen).
- Homöopathische Ärzte schlagen also Opium z. B. bei der Gefahr des plötzlichen Kindstods vor.
- Während der Schwangerschaft hat die Mutter einen großen Schrecken bekommen, und, um gegen ihn anzukämpfen, eine Menge Endorphine produziert, die, da sie plazentagängig sind, das Gehirn des Embryos überschwemmt haben. Das Kind kommt nahezu schlafend zur Welt, trinkt nicht richtig und schläft ein beim Trinken, das Geburtsgewicht wird erst mit deutlicher Verzögerung wieder erreicht. Man sieht einen Nabelbruch und Verstopfung.

▶ **Eine Gabe Opium C15** reicht in der Regel, um das Baby »aufzuwecken« und sichert eine gute Gewichtszunahme.

Beobachtung

Die schwangere Dominique wird überfallen

Dominique, 28 Jahre, ist im vierten Monat schwanger, als sie an einem Geldautomaten angegriffen wird. Ein Gauner hält ihr ein Messer an den Bauch und verschwindet mit ihrem Geld. Nach der Geburt ist das Baby ständig somnolent und sein Gewicht stagniert.

- ▶ **Eine Gabe Opium C15** bringt die Dinge in Ordnung.
- ▶ Halten wir fest, daß sich die junge Mutter an nichts erinnert. Die Schwangerschaft war für sie ohne Probleme abgelaufen.

Im Alter von 4 Monaten wird das Baby erneut somnolent und verstopft, sein Gewicht stagniert wieder.

- ▶ Gute Wirkung **einer Gabe Opium C30**, die ich der Mutter gebe ... und siehe da, sie kann sich wieder an die Episode am Geldautomaten erinnern.

Oscillococcinum

Das homöopathische Virostatikum

- Eine auch der Öffentlichkeit bekannte Arznei gegen die Grippe.
- Unbestreitbar besitzt sie die Fähigkeit, eine beginnende Grippe zu kupieren sowie vergleichbare jahreszeitlich bedingte Virusinfekte. Es handelt sich in der Tat um unser homöopathisches Virostatikum.
- Was man darüber weiß, ist, daß es aus Herz und Leber von Enten hergestellt wird. Diese Extrakte sind sehr reich an Nukleinsäuren und Phosphorverbindungen, womit möglicherweise eine Ähnlichkeitsbeziehung zur viralen Struktur hergestellt wird.
- Es ist in diesem Zusammenhang interessant, daß die französische Küche im Winter gerne Geflügelleber verwendet. So hängt die traditionelle Verwendung von Gänseleberpastete vielleicht mit einer unbewußten Suche nach einer Arznei zusammen, die uns vor den üblen Wintergrippen feit. Allerdings ist in massiven Dosen der Effekt genau umgekehrt, es entsteht geradezu eine Prädisposition zu Schnupfen und Erkältung. So erklären sich die vielen Krankschreibungen um das Weihnachtsfest herum.

- Sicherlich kommen noch andere Faktoren hinzu, aber, wie es P. S. Ortega, ein mexikanischer Homöopath, ausdrückt, die Freiheit des Menschen gestattet ihm die Übertretung der Gesetze der Natur und bereitet so das Terrain für die Krankheit vor.
- Jedenfalls kann die Einnahme von Oscillococcinum im Winter, nach einer Unterkühlung oder nach Kontakt mit einem Grippekranken, eine beginnende Infektion »im Keim« ersticken.

▷ Die Arznei ist nicht erhältlich in der Hahnemannschen Mehrgläserpotenz, sondern nur in der Korsakoffschen Einglaspotenz.

▶ Man bevorzugt die **K200**.

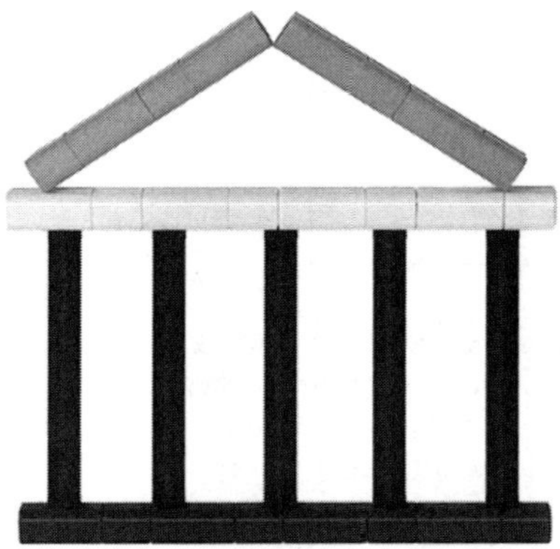

Palladium
Der reine Geist

- Palladium sucht die Anerkennung der anderen.
- In Gesellschaft ist er brillant, doch wenn er allein ist, ist er schnell erschöpft und in weinerlicher Stimmung.
- Die Arznei sollte in Erwägung gezogen werden bei Heranwachsenden, die etwas Pfauenhaftes haben, eine Neigung zum Angeben und Umherstolzieren. Sie leiden unter Kopfweh, Bauchschmerzen, die Mädchen haben ovarielle Probleme.
- Es ist ein gutes Komplementärmittel zu **Platina**.

Um diese Arznei zu verstehen, erinnere man sich an die griechische Göttin Pallas Athene, die direkt aus dem Haupt des Zeus geboren wurde (und nicht, wie jeder gemeine Sterbliche, aus den weiblichen Zeugungsorganen!). Palladium-Kinder negieren ihren Körper und versuchen den Vater und danach die ganze Welt durch intellektuelle Brillanz zu verführen.

Beobachtung

Helene hat Unterleibsprobleme

Helene ist eine junge übergewichtige Frau, die allgemein für ihren schäumenden Intellekt bekannt ist. Sie leidet an einer Abknickung des Uterus und Schmerzen im rechten Ovar.

▶ Binnen eines Monats verschwinden die Beschwerden nach **einer Gabe Palladium C15**, innerhalb des gleichen Zeitraums verliert sie 5 kg.

Pertussinum
Der Keuchhusten

- Hergestellt aus Keuchhusten-Sekreten ist diese Arznei sehr nützlich in der **C15** oder **C30** bei chronischem krampfhaftem Husten nach Keuchhusten-Impfung oder nach Keuchhusten selber oder auch nach viralen Infekten, die ähnliche Symptome produzieren (**Carbo vegetabilis, Drosera**).

(P)

Petroleum
Der Skeptiker

- Gallavardin sagt, dieses Mittel sei für Leute, die nicht an Homöopathie glauben. Wir leben in einer Gesellschaft, die auf Erdölbasis läuft. Den größten Teil unserer Energie beziehen wir aus diesem schwarzen stinkenden Steinöl. Plastik, aus dem fast alle unsere Gebrauchsgegenstände sind, wird auch daraus hergestellt. Wir atmen den Petroleumduft, wenn wir unser Auto volltanken ...
- Was sagt uns die Arzneimittellehre über die Seelenlage von Petroleum, »Langanhaltende Beschwerden nach Emotionen wie Schreck, Aufregung usw. Fühlt den Tod nahen, und daß er sich beeilen muß, seine Angelegenheiten zu ordnen. Niedergeschlagenheit mit Trübsichtigkeit.« (Boericke)

Wir leben in einer materialistischen Gesellschaft, die die spirituelle Dimension des Menschen ausgeschlossen hat. Eins unserer Lieblingswörter ist »Kredit«, unser Tempel ist die WallStreet (die Straße der Mauer aus Geld), eine Sackgasse. Geld oder Leben: diese unterschwellige Furcht vor dem Tod treibt die Leute zur Eile, von allem wollen sie profitieren, schnell, solange noch Zeit ist ...

- Es ist hart, zu warten, arbeiten zu müssen, um sich leisten zu können, was die Werbung anbietet. Wie soll man in diesem Kontext an eine Medizin glauben, die mit unendlich winzigen Dosen arbeitet? Eine Medizin, der zu allem Überfluß Langsamkeit nachgesagt wird?
- Das erste, was man bei einem, der nicht an Homöopathie glaubt, tun sollte, ist wirklich, ihm **Petroleum C30** zu geben. Allerdings, wenn er sie annimmt, glaubt er doch schon ein wenig daran ...
- Petroleum hört schlecht infolge eines chronischen Katarrhs der Eustachischen Röhre.
- Er neigt zu rissigen Ekzemen, besonders im Winter.
- Man findet weiter Frostbeulen, einen Überschuß an Magensäure sowie Übelkeit und Erbrechen, verschlimmert beim Autofahren (**Cocculus, Tabacum**) oder nach Kohl.
- Auch Abmagerung nach einem Kummer (**Phosphoricum acidum**) und ein Mangel an Willenskraft können zum klinischen Bild gehören.

Phosphoricum acidum
Erschöpft

- Ob als Folge langanhaltender Sorgen, eines Übermaßes an geistiger Anstrengung, eines Trauerfalls, des Verlusts von Lebenssäften oder einer heftigen Diarrhoe, der Phosphoricum acidum-Patient ist leer.
- Alle Funktionen sind verlangsamt, die Gesichtszüge sind angespannt, und bei Erwachsenen fallen die Haare aus, die überdies noch sehr fettig sind.
- Eine nützliche Arznei bei Abmagerung nach langem Kummer (**Petroleum**).
- Irgendwo gibt es ein großes energetisches Leck. Phosphoricum acidum fühlt sich ungeliebt.
- Man findet ein Verlangen nach kalter Milch (**Phosphor, Tuberculinum, Staphisagria**) und paradoxerweise Durchfall und Erbrechen gleichzeitig.
- Die durchfälligen Stühle sind wäßrig, weiß und gehen manchmal unwillkürlich ab.
- Enuresis im ersten Schlaf (**Sepia**). Der Urin enthält Phosphatkristalle.
- Das Auftreten von Husten nach einem Kummer ist ein anderes Symptom (**Ignatia, Phosphor**). Ein Kind bekommt beispielsweise Asthma, wenn die Eltern sich trennen.

Beobachtungen

Elodie verträgt keinen Orangensaft

Elodie, 2 Monate alt, bekommt durchfällige Stühle, sobald ihre Mutter anfängt, ihr Orangensaft zu geben (typisches Phosphoricum acidum – Symptom). Die Mutter scheint mir sehr müde zu sein: blaß, eingesunkene Augen, fettige, stumpfe Haare, die in Büscheln ausfallen, weißgefleckte Nägel. Der Großvater väterlicherseits ist an Krebs gestorben, als sie im 6. Monat schwanger war. Die junge Frau ist daraufhin sehr abgemagert, man fürchtete sogar um ihr Kind.

Yannick leidet unter Asthma und Enuresis

Yannick, 8 Jahre, hat seit 6 Monaten Asthmaanfälle, die kein Medikament so richtig in den Griff bekommt. Eines Abends, bei einem Hausbesuch, sehe ich in seinem Bett ein merkwürdiges elektrisches Gerät. Es handelt sich um ein »Nässewarngerät« oder wie man es nennen soll. Diese übrigens illegale Maschine ist den Eltern, die mit dem Problem des Bettnässens ihres Kindes nicht mehr weiter wußten, unter der Hand zu einem überhöhten Preis verkauft worden.

▶ Mit **Phosphoricum acidum** geben sich Asthma und Enuresis in kürzester Zeit.

(P)

Christophe ist ein ungewolltes Kind

Christophe, 15 Jahre, ist ein Jüngling, der augenblicklich sehr schnell wächst. Er ist sehr niedergeschlagen, weil seine Eltern aus beruflichen Gründen die Gegend gewechselt haben. Er hat alle seine Kameraden verlassen müssen. Fette Haare, Verlangen nach kalter Milch, Rückgang der schulischen Leistungen.
Ich frage die Eltern nach der frühen Kindheit und nach der Schwangerschaft, denn ein Junge in seinem Alter erfährt häufig die gleichen Probleme, die er in den ersten Lebenstagen erlebt hat, als er den Bauch der Mutter verlassen mußte. In der Pubertät gilt es, den Schoß der Familie eines Tages als Erwachsener zu verlassen. Sofort sagt mir die Mutter ohne weitere Umschweife, daß Christophe ein ungewolltes Kind sei. Die Augen des Jungen füllen sich mit Tränen. Eine ziemlich unangenehme Atmosphäre entsteht. Ich sehe dem Jungen in die Augen und sage ihm: »Weißt du, auf der Erde gibt es zwei Sorten Menschen. Die einen sind gekommen, weil ihre Eltern sie sich gewünscht haben, die anderen, weil sie selber kommen wollten. In diesem Fall deswegen, weil sie etwas sehr Wichtiges tun müssen.« Christophe beruhigt sich sogleich.

▶ Er verläßt mich fast fröhlich, und alles wird gut mit **Phosphoricum acidum C15**.

Phosphor
Entflammt

- Das klassische Bild von Phosphor ist das eines Streichhölzchens, das brennt, strahlt, ausbrennt und in sich selbst verglüht.

Phosphor ist ein »Brenner«, der seine Energie verbraucht und sich selbst erschöpft. Es sieht so aus, als gelänge es der Seele oder dem Energieleib nicht, sich wirklich und ganz und gar im Körper zu inkarnieren. Dem Körper fehlt diese Energie und er wird krank. Phosphor lebt mit dem Haupt in den Sternen, schwebt in etwa 10 000 Meter Höhe und schafft es nicht, sich an die schäbigen Bedingungen dieser Erde zu binden. Er ist durch und durch Ästhet und verführt mit seinem Sinn für Harmonie und Schönheit.

- Das Kapital von Phosphor ist sein sympathischer und liebenswürdiger Charakter. Er kommuniziert mit den anderen, teilt ihre Freuden und Sorgen, spürt die Stimmung der Umgebung sehr stark und wird völlig durcheinandergebracht von einem Gewitter, in jedem Sinn dieses Wortes.

- Hellsichtigkeit, Extase usw. machen Phosphor zu einem geeigneten Kandidaten für Sekten oder mystische Verbindungen.
- In der Sprechstunde stützt sich das Phosphor-Kind mit den Ellbogen auf dem Schreibtisch auf, ganz nahe beim Doktor, und sein leuchtender, glänzender Blick läßt keine seiner Bewegungen, keine seiner Gesten unbeobachtet.
- Dieses Kind mag Salz und trinkt viel wie **Natrium muriaticum**, hat aber nicht dessen Zurückhaltung.
- Häufig klagt es über Durchfall, Magenstörungen (Gastritis, Erbrechen), Leberprobleme (Hepatitis), Nieren- und Lungengeschichten (Nephritis, Pneumonie).
- Häufig kommt eine hämorrhagische Note dazu mit Nasenbluten und Purpura.
- In der Nacht schwitzt es heftig während eines tiefen Schlafes. Manchmal muß die Mutter das Nachtzeug wechseln, so sehr ist es naßgeschwitzt.
- Kurz, ein Kind, daß einen sanften, sympathischen Eindruck macht, aber nicht richtig inkarniert ist, zu »ätherisch«, und das man mit den Füßen auf die Erde stellen muß.

Beobachtung

Dominique leidet an Nierenentzündung

Dominique, 12 Jahre alt, hat seit einigen Tagen eine Nephritis mit Albuminurie und Hämaturie. Seit einem jahr ist er sehr gewachsen, mager geworden, greift viel zum Salzfaß und trinkt gewaltige Mengen. Kürzlich habe er sich erkältet, sei heiser geworden, dann seien Rückenschmerzen in Verbindung mit einem Urin »wie Rinderbouillon« aufgetreten. Er wirkt sehr erschöpft und schwitzt viel.

▶ **Phosphor C15** alle 6 Stunden hat eine wunderbare Wirkung, der Urin wird sauber und die Nephritis heilt in einigen Tagen.

Phosphor bringt sehr gute Resultate bei akuter Pankreatitis. Nachdem ich in 15 Jahren homöopathischer kinderärztlicher Praxis nie einen Diabetes gesehen habe, frage ich mich, ob diese Arznei ihn nicht verhindert, umso mehr, als Phosphor sehr häufig indiziert ist, besonders bei Bronchitiden, Gastroenteritiden oder azetonämischen Krisen (**Lycopodium, Sepia**).

Phytolacca

Das pflanzliche Quecksilber

- Eine gute Arznei für Angina, die nach »elektrisiertem« Wetter, nach Gewitter auftritt. Der Hals ist schmerzhaft, der Schmerz strahlt in die Ohren aus beim Schlucken. Der Kranke möchte Kaltes trinken, hat Rückenschmerzen und Schwellungen der Halslymphknoten.
- Häufig braucht man diese Arznei bei Pfeifferschem Drüsenfieber (grauen Membranen im Hals, Lymphknotenschwellung, tastbare Milz, große Müdigkeit).
- Ein nützliches Mittel auch bei der Zahnung bei einem Kind, das ständig auf etwas herumbeißen möchte, was ihm Erleichterung verschafft (**C7**).
- An Phytolacca denken sollte man auch bei stillenden Frauen, wenn sich eine Brustentzündung ankündigt. Die Brust ist hart, empfindlich, und wenn das Baby trinkt, strahlt der Schmerz in den ganzen Körper aus.

▷ Erlauben Sie bei dieser Gelegenheit ein Wort zur Angina im allgemeinen. Viele Leute meinen, daß in diesem Falle immer Antibiotika zu geben sind, um dem Risiko einer Streptokokkeninfektion vorzubeugen. Streptokokken sind jedoch nicht bei allen Anginen zu finden, häufig sind diese z. B. viralen Ursprungs. Darüberhinaus besteht die Möglichkeit, daß der Keim unter der heute üblichen Lawine von Antibiotika, die meist blind, d. h. ohne Antibiogramm, gegeben werden, schnell resistent wird.

▷ Es ist also weise, mit einer homöopathischen Behandlung zu beginnen, die, wenn sie gut gewählt ist, den Kranken binnen eines oder zweier Tage heilen sollte. Bei Mißerfolg sollte ein Rachenabstrich genommen und nach Antibiogramm eine Antibiose eingeleitet werden.

Platina

Sein oder Schein

- Sein durch Schein: Platina verfällt dem eigenen Bild von sich selbst, so, wie es ihm die Umgebung widerspiegelt. Er braucht mehr und mehr Energie, um den immer größer werdenden Graben zu füllen, der sich zwischen seinem wahren Selbst und seinem scheinbaren Selbst auftut.
- Eine große Arznei für Menschen im Licht der Öffentlichkeit (Schauspieler, Lehrer, Politiker), die ständig ihre Weste reinwaschen wollen, dafür aber bald nicht mehr genügend Mumm haben und zusammenbrechen.
- Platina paßt auf den angebeteten Sektenführer, den Guru. Aus lauter Eitelkeit lehrt er seinen Schülern, daß sie ihren Meister nur in sich selbst finden können.
- HAHNEMANN war der erste, der diese Arznei prüfte, und Gott weiß, daß er sie brauchte mit seiner genialen Entdeckung und seinem persönlichen Charisma. Sein Motto war: mehr sein als scheinen.
- Die Eichmaße im Pavillon von Sèvres (Internationales Büro für Maße und Gewichte) sind aus Platin, weil sich dieses Metall nicht ausdehnt und immer das richtige Maß anzeigt. Wenn also Ihre Erfolge Ihnen zu Kopfe steigen, wenn Sie beginnen, sich für einen Gott zu halten, wenn die anderen Ihnen klein und unbedeutend vorkommen, ist der Moment gekommen, **Platina** (**C15** oder **C30**) zu nehmen.
- Beim Kind kann man an Platina denken beim »Spieglein-an-der Wand-Syndrom«: mit zwei, drei Jahren fängt das kleine Mädchen an, sich irgendwie bemerkbar machen zu wollen, sich »interessant« zu machen vor der gesamten Menschheit und die Aufmerksamkeit der Familie auf sich zu ziehen.
- Oder der pubertierende Teenager, der sich stundenlang im Bad einschließt und an seinem »Look« feilt, dem er etwas zu viel Wichtigkeit beimißt.
- Oder Sie, wenn Sie beim Fußball nicht genügend Luft bekommen, um die Freunde zu beeindrucken, wenn Sie sich schier das Kreuz brechen, weil Sie Sachen anpacken, die zu schwer für Sie sind, wenn Sie zu kritisch werden und Sie Ihre Kinder vielleicht nicht mehr ertragen (**Lycopodium, Sepia**), kann diese Arznei Sie wieder ins Gleichgewicht bringen.

Plumbum
Erträgt keinen Zwang

- Alles wird dem Plumbum-Patienten zuviel, er wird düster, schweigsam, depressiv.
- In unserer immer komplexer werdenden Gesellschaft wachsen die Zwänge von Tag zu Tag. Die Bleiverseuchung der Umwelt ist bedeutend. Um bei diesen wachsenden Zwängen und Einengungen unserer hoch entwickelten Zivilisation bestehen zu können, braucht man »Aplomb«, d. h. Plumbum in homöopathischen Dosen.
- Anderfalls kommt es zur Flucht in infantiles und unverantwortliches Verhalten (»Nach mir die Sintflut!«).
- Plumbum gestattet dem Kind die schulischen Zwänge besser zu ertragen, wenn es bereits bei allen als schwierig gilt oder sogar bereits von der Schule geflogen ist wegen Disziplinlosigkeit und mangelndem Interesse (**C15 / 30**).
- Man warte nicht auf die körperlichen Symptome, um diese Arznei zu verschreiben (Bauchkoliken, Lähmungen, chronische Nephritis ...)

Beobachtung

Arnaud kann keinen Zwang ertragen

Arnaud, 9 Jahre alt, bleibt immer wieder sitzen. Psychologische Tests weisen ihn allerdings als durchaus intelligent aus. Unglücklicherweise kann er nur den Zwang in der Schule nicht ertragen, wie übrigens jede Art von Zwang, auch außerhalb der Schule. Seine Leidenschaft gilt den Tieren. Bei sich zu Hause verbringt er Stunden mit dem Studium von Insekten und Reptilien, für die er ein wahrer Experte geworden ist.

▶ Nach **Plumbum C30** stellt ihm der Lehrer zum erstenmal ein ermutigendes Zeugnis aus, und das Kind erklärt sich einverstanden mit einem Besuch bei einem Logopäden.

Podophyllum

- Ein Durchfallmittel beim Kind, besonders während der Zahnung.
- Die hauptsächlichen Symptome sind flüssiger und übelriechender Stuhl vor allem morgens, ein gespanntes Abdomen und Koliken, die das Kind bewegen, sich auf den Bauch zu legen.
- Manchmal kommt es während des Stuhlgangs zu einem Analprolaps (**Ferrum**).
- Bei Fieber ist das Kind sehr redselig (**Lachesis, Tuberculinum**).
- ▶ **Podophyllum** gibt man am besten in der **C7, 3 Kügelchen nach jedem durchfälligen Stuhl**.
- Während der Schwangerschaft hilft Podophyllum bei Rektalprolaps und Hämorrhoiden.

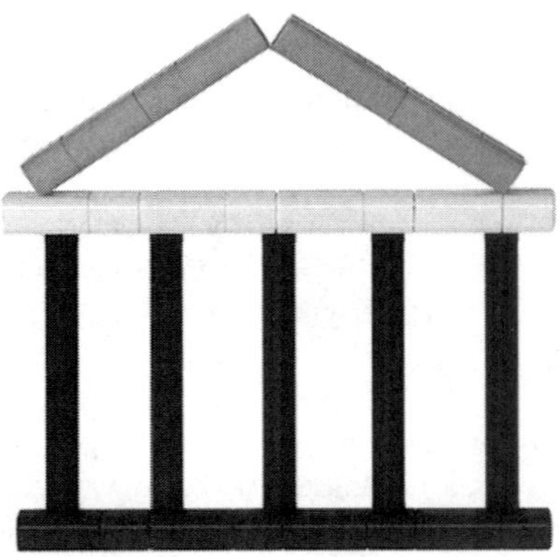

Psorinum

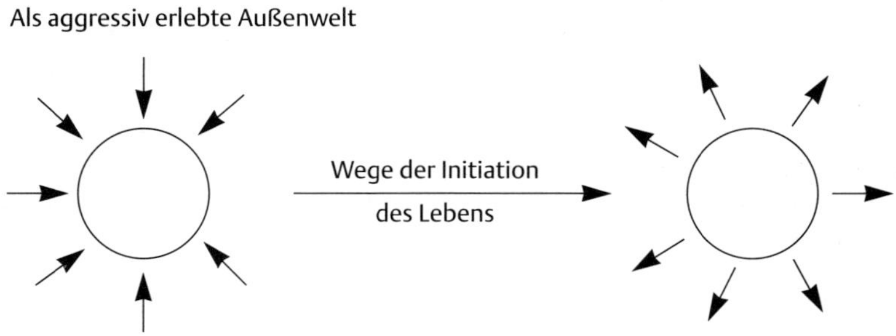

unendliche symbiotische Liebe
Mutter–Kind: orales Stadium (Psora)
Die Außenwelt wird als aggressiv erlebt

Der verschlossene Mensch

unendliche kosmische Liebe des Menschen am Ende seiner Evolution. Das Innere kommuniziert mit dem Äußeren

Der geöffnete Mensch

▷ Psorinum ist ein *konstitutionelles Mittel*, das dem psorischen Terrain HAHNEMANNS und, in der Psychoanalyse, einem Stehenbleiben in der oralen Phase entspricht.

Das Kind, das eben geboren wird und die relativ zur neuen Umgebung als Paradies erlebte Gebärmutter verlassen hat (wo es ernährt, gewärmt, geschützt und mit Sauerstoff versorgt worden war), verspürt Angst. Es muß atmen, gegen die Kälte kämpfen, essen …

- Diese Urangst, in der Tat ein tiefes energetisches Versagen, ist die Angst von Psorinum: die Angst zu entbehren, die Angst, verlassen zu werden, die Angst vor Armut.
- Man findet große Frostigkeit (es sind dies die Patienten, die sich erst mehrerer Schichten von Unterwäsche entledigen müssen, bevor man sie untersuchen kann).
- Psorinum ist ein Hauptmittel für Allergien.
- Der Allergiker ist jemand, der auf unangemessene Weise auf die äußere Umgebung reagiert.

Um dies zu verstehen, muß man sich den Menschen auf der Erde als zwischen zwei Formen unendlicher Liebe unterwegs vergegenwärtigen. Die erste Liebe dieser Art, die wir alle kennengelernt haben, ist die Symbiose zwischen Mutter und Kind, die in utero ihren Höhepunkt erreicht und etwa im Alter von 18 Monaten ausklingt. Aber diese unendliche Liebe ist klein und egoistisch beschränkt auf zwei Lebewesen. Wir sind aufgerufen, uns zu einer anderen unendlichen Liebe zu entwickeln, die uns mit der gesamten Menschheit verbindet und uns wie eine Sonne zur Vereinigung mit dem Kosmos führt. Im allgemeinen erreichen wir dieses Stadium unendlich großer Liebe erst nach unserem Tod, und das Leben bleibt ein Initiationsweg zwischen diesen beiden Formen unbegrenzter Liebe, auf dem wir eine nach der anderen die Hüllen unseres Ichs verlieren sollen. Die Außenwelt, die in den anfänglichen Entwicklungsstadien, denen Psorinum entspricht, als gefährlich erlebt wird, wird später geliebt und selber liebend. »Was zum Mund hineingehet, macht den Menschen nicht unrein, sondern, was aus dem Mund herauskommt, macht den Menschen unrein« sagt JESUS CHRISTUS (Matth. 15;11). Und in der Tat, wenn einmal das psorische Stadium durchschritten ist, verstehen wir, daß die Außenwelt uns nur dann krank macht, wenn wir sie ablehnen oder zu gewaltsam auf sie reagieren.

- ▶ Psorinum ist eine gute Arznei in der **C30**, wenn es in der Familiengeschichte Heuschnupfen, Ekzeme oder Asthma gibt.
- Psorinum-Kinder haben eine schmutzige Haut mit einem nässenden Ekzem, vor allem hinter den Ohren, und einen schlechten Mundgeruch.
- Diese Kranken reagieren nicht auf Arzneien, die anscheinend indiziert sind.
- Häufig sind sie verstopft und fühlen sich, das ist ein seltsames Symptom, am besten kurz vor Ausbruch einer Krankheit.

Pulsatilla

Mama!!

- Für Pulsatilla ist die Mutter das einzig Wichtige auf der Welt. Die Nabelschnur ist niemals wirklich durchtrennt worden, und wenn Mama nicht da ist, schafft man schnell Ersatz (Teddybär, Daumenlutschen, Schnuller ...).
- Pulsatilla-Kinder sind launenhaft, weinen leicht, aber lassen sich leicht trösten. Wie ein Apriltag.
- Auffallend ist die Durstlosigkeit. Beim Stillen oder beim Nuckeln an der Flasche trinkt Pulsatilla viel, aber wenn man ihr ein Glas oder einen Becher hinstellt, ist es aus mit dem Interesse und sie trinkt fortan sehr wenig.
- Die Waghalsigkeit eines Pulsatilla-Kindes, das sich manchmal ohne jegliche Angst ins Abenteuer stürzt, mag paradox erscheinen. Doch wenn es so handelt, ist es innerlich überzeugt, daß die Mama da ist und jede Gefahr abhält.
- Man findet Störungen der Zirkulation: die Hautvenen und -kapillaren treten sichtbar hervor, deutlicher noch im warmen Zimmer. Mit einiger Phantasie kann man sich Pulsatilla in seine Nabelschnur gewickelt vorstellen mit der Folge zirkulatorischer Probleme ...
- Ins Sprechzimmer kommt das Pulsatilla-Kind an der Hand seiner Pulsatilla-Mama oder seiner Pulsatilla-Oma, die alle gestickte Blusen im »Großmutter«-Stil tragen und blaue Kleidung bevorzugen.
- Die Beschwerden sind rezidivierende Rhinopharyngitiden, Ohrentzündungen, Ausschläge und Asthma, das bevorzugt nach Abtragen von adenoiden Wucherungen auftritt.

▷ Pulsatilla ist eine großartige Arznei für Folgen von Unterdrückungen.

- Die erste Unterdrückung, die nicht vertragen wurde, war das Durchtrennen der Nabelschnur.
- Später werden Warzen vom Chirurgen, Ausschläge durch Salben, Schnupfen durch Polypenabtragung unterdrückt, und das klinische Bild von Pulsatilla verschlimmert sich immer mehr.
- Pulsatilla-Kinder mögen keine warmen Speisen und keine überhitzten Räume.
- Sie hassen fettes Essen und Innereien (ein Horror!).
- Dagegen essen sie gerne Butter, auch mit dem Löffel (**Mercurius**): Butter, das Beste aus der Milch, das Beste von Mama.
- Abends will Pulsatilla nicht einschlafen, es sei denn im Bett der Mutter. Zahllose Familiendramen haben hier ihren Ursprung, wenn der Vater das Bett räumen und im Wohnzimmer schlafen muß.
- Eine Pulsatilla-Mutter möchte im selben Ort wie ihre Mutter niederkommen, wenn

möglich von derselben Hebamme entbunden werden, und ihre Mutter hält ihr auch die Hand unter der Geburt. Wenn der Pädiater kommt, um sich das Kind anzusehen, findet er die junge Mutter in Tränen: »Ach, daß ich mich davon hab' trennen müssen!«

▷ Pulsatilla ist eine große Arznei bei Kinderkrankheiten wie Röteln oder Masern, die für den homöopathischen Kinderarzt die Rolle eines »Abszesses« spielen, der die ungesunden Schlacken der Mutter-Kind-Beziehung, d. h. des oralen Stadiums, ausscheiden hilft.

▶ Es ist auch sinnvoll, nach der Masern- und Rötelnimpfung **eine Gabe Pulsatilla C15** folgen zu lassen, um unerwünschte Reaktionen zum Verschwinden zu bringen.

- Schließlich ist Pulsatilla auch ein wichtiges Mittel in der Pubertät. Es gibt dort einen erneuten Durchgang durch die frühkindlichen Stadien, und was dort nicht bewältigt worden war, kann jetzt werden. Der Heranwachsende muß seine Eltern eines Tages verlassen.
- Pulsatilla verträgt die Trennungen nicht, die die Lebensumstände so mit sich bringen, das Studium beispielsweise.
- Urtikaria, Asthma, verzögerte Menarche, Fluor albus gehören zum klinischen Bild.

Beobachtungen

Isabelle hat Schnupfen

Gegen 16.30 Uhr, nach Schulschluß, schlägt die »Stunde der Mütter« in meiner Praxis. Isabelle klagt über Ohrenschmerzen links. Sie hat einen Schnupfen mit grünem Ausfluß, erhöhte Temperatur ohne Durst und das Bedürfnis, sich abzudecken. Isabelle klammert sich an die Mama, die sie auch nicht losläßt, als nach dem Doktor telefoniert wird. »Seit die Schule wieder angefangen hat, Doktor, ist sie ständig krank.«
Isabelle ist dreieinhalb Jahre alt. Es ist ihr erstes Schuljahr (A. d. Ü). Morgens hat sie Schwierigkeiten, ihre Mutter »loszulassen«, hört aber auf zu weinen, wenn die Mutter weg ist und hängt dann am Rockzipfel der Lehrerin. Aber diese kann die Mutter natürlich nicht ersetzen, und so verkriecht sich Isabelle in die Krankheit. Und wenn man krank ist, darf man auch zu Hause bleiben …

▶ Nach **Pulsatilla** verschwindet der Schnupfen, und von Stund an verläßt Isabelle ihre Mutter am Schultor mit einem Lächeln …

Ein Tennisspieler hat Schmerzen im rechten Arm

Jaques, 45 Jahre, ist begeisterter Tennisspieler. Aber seit einiger Zeit leidet er unter Schmerzen im rechten Arm, die ihn nicht nur am Spielen hindern, sondern sogar nachts noch aufwecken. Ein sportmedizinisch versierter Rheumatologe kann ihm

nicht helfen, ebensowenig die Krankengymnastin. Bei der Untersuchung sehe ich richtige Krampfadern an seinen Armen, was mich an Pulsatilla denken läßt.
»Wie war Ihre Kindheit? Erzählen Sie mir von Ihrer Mutter.« »Meine Mutter habe ich nie kennengelernt. Sie hat meinen Vater sehr früh verlassen, und der hat mich in ein kirchliches Internat gesteckt ...«

▶ Die Schmerzen verschwinden mit **Pulsatilla C15-18-24**, dann **C30**, **jeweils eine Gabe pro Monat**.

Cedric will nicht sauber werden

Cedric, 4 Jahre, will nicht auf den Topf gehen und weigert sich, sauber zu werden. Ich beobachte ihn: Schüchtern, Schnuller und Nuckelflasche in der Hand. »Sie geben ihm noch die Flasche?« »Wissen Sie, Doktor, das ist morgens so praktisch.« »Geben Sie ihm eine Tasse, nehmen Sie ihm die Flasche weg. Ohne Tasse kein Topf!« Wie der Psychologe Jaques Salomé sagt, Humor ist ein gutes Hilfsmittel für den Therapeuten.

Pyrogenium
Das homöopathische Antibiotikum

- In der Homöopathie ist dies das interne Antiseptikum.
- Es ist von großem Nutzen bei Eiterung, vor allem in der Mundhöhle (Zahnabszesse), bei Fieber mit putriden Absonderungen, bei septischen Fiebern mit Schlaflosigkeit, zu schnellem Puls im Verhältnis zur Temperatur (der Kranke hört sein eigenes Herz schlagen), bei Kindbettfieber (**C7** bis **C30**).

Beobachtung

Ein Kind hat 40° Fieber seit 3 Tagen

Es geht um ein zehnjähriges Kind, das vor einigen Monaten an einem fazialen Sarkom (der rechten Schläfe) operiert worden war. Infolge der postoperativen Chemotherapie sind die Abwehrkräfte so stark geschwächt, daß die Zahl der Leukozyten bei 500/mm^3 liegt. In der Folge entwickelt sich aus der OP-Narbe eine maligne Staphylokokkeninfektion des Gesichts. Natürlich kommt das Kind ins Krankenhaus und das

Nötige wird getan: Infusion dreier ultramoderner Antibiotika. Dennoch schreitet die Infektion fort, das Fieber persistiert bei 40°.

Am dritten Tag ist das Kind nahezu komatös, unter Morphium, hat eine Temperatur von konstant 40° und das Gesicht zur Hälfte vom Erysipel bedeckt. Die Krankenhausärzte rufen die Eltern und lassen sie wissen, daß die Prognose düster sei. Der Vater ruft mich an diesem Abend in völliger Verzweiflung an. Ich fahre ins Krankenhaus, ohne viel Hoffnung, mehr um die Eltern zu trösten. Das Schauspiel, das sich mir bietet, ist schauerlich: das Kind verwest bei lebendigem Leibe, was mich an Pyrogenium denken läßt.

► Ich weise die Mutter an, **stündlich eine Gabe der C7** dem Jungen in den Mund zu legen.

Am nächsten Morgen, einem Sonnabend, geschieht das Wunder: das Fieber ist auf 38,5° gesunken, zum erstenmal seit drei Tagen. Am Abend schwillt das Gesicht ab, der Schmerz verschwindet, das Kind lächelt. Schließlich verschwindet das Fieber. Es war auch höchste Zeit: der Sonntag war sein Geburtstag!

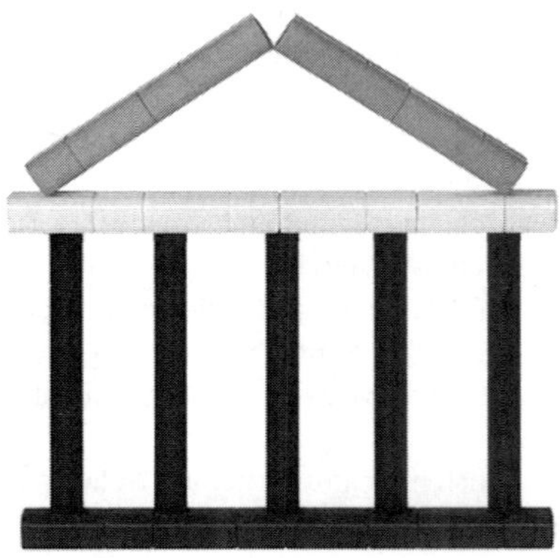

Rheum

Zu sauer

- Eine kleine Arznei, nützlich bei Durchfall während der Zahnung.
- Die Stühle sind sauer, der ganze Körper des Kindes riecht sauer.
- Das Gesäß ist rot und wund.
- Rheum wird oft von **Sulfur** als *Komplementärmittel* gefolgt.

Rhus toxicodendron

Wo Bewegung ist, ist Leben

- Eine Arznei für die Folgen der Einwirkung feuchter Kälte auf einen überhitzten Körper (nach körperlicher Anstrengung), wenn Muskeln und Sehnen überdehnt und überbelastet wurden, z. B. bei einer überlangen Geburt, die das Baby sehr mitgenommen hat.
- Man hat es in der Folge zu tun mit einem traurigen, zappeligen Kind, das krank wird, wenn die Zähne herauskommen.
- Das klinische Bild zeigt folgende Symptome: nächtliches Fieber, Durst auf kleine Mengen Wasser, Frostigkeit, Muskelschmerzen im ganzen Körper, Bauchschmerzen, belegte Zunge bis auf die Zungenspitze die hellrot bleibt.
- Bei größeren Kindern findet man Rhinopharyngitiden mit heiserem Husten nach Einwirkung von Meerwind oder wenn sie durchnäßt wurden während eines Fußballspiels.
- Rhus toxicodendron ist auch ein gutes Mittel für Prellungen und Verstauchungen (bei Knochenabrissen besser **Ruta graveolens**).
- Rhus toxicodendron ist ein Akutmittel für Herpes, Windpocken und Gürtelrose.
- Schließlich hilft es beim Rheumatismus älterer Menschen, deren Zustand durch Bewegung gebessert wird.

Röntgenstrahlen (X-Ray)

- Es mag ein bißchen seltsam scheinen, Röntgenstrahlen in homöopathischer Verdünnung zu benutzen. Die Arznei wird aus einer alkoholischen Lösung hergestellt, die einer Röntgenbestrahlung ausgesetzt war.
- Das Mittel war mir bei Patienten nützlich, die eine massive Strahlentherapie hinter sich hatten und über Übelkeit, Müdigkeit, rheumatoide Schmerzen oder Ausschlag klagten (**eine Gabe der C15**).
- ▶ Aus ähnlichen Überlegungen entstanden ist die Arznei mit dem Namen **»Sol«** , die aus sonnenbeschienenem Milchzucker hergestellt wird.
- Das ist ein exzellentes Mittel für Leute, die von der kleinsten Sonnenbestrahlung krank werden, wie folgendes Beispiel zeigt.

Beobachtung

Seltene Form der Psoriasis belastet Marie-France

Marie-France, 38 Jahre alt, leidet unter einer seltenen Form der Psoriasis. Die Läsionen erscheinen mit der ersten Sonneneinstrahlung, verschlimmern sich bei jeder erneuten Exposition, bis sie fast das gesamte Integument bedecken. Der Dermatologe hat außer Kortison nichts zu bieten.

▶ Als sie mir von ihren Symptomen erzählt, schlage ich ihr einen Versuch mit **Sol C7** vor, zu nehmen vor jeder **Sonnenexposition**.

Tatsächlich reichen **drei Gaben** aus, um die lästigen Hauterscheinungen (zumal, wenn man an der Côte d'Azur wohnt!) völlig zum Verschwinden zu bringen.

Einige Jahre später treffe ich zufällig den Hautarzt der Patientin, der keine Spur von Psoriasis mehr feststellen kann und gehört hat, daß ein homöopathisches Mittel so wunderbar geholfen haben soll. Er fragt mich nach dem Namen dieses Wundermittels. Als ich sage, daß es verdünnte und verschüttelte Sonnenstrahlen waren, glaubt er, ich mache mich über ihn lustig ...

Rumex crispus

Der Schnupfen

- Eine Arznei für den Winterschnupfen, wenn die Luft zu kalt ist.
- Der Kranke kommt mit einem Schal um den Mund gewickelt, um etwas wärmere Luft einzuatmen.
- Er hustet aufgrund eines permanenten Reizes im Bereich der Suprasternalgrube (am unteren Rand des Halses).

Ruta graveolens

Die schwere Verstauchung

- Eine Arznei für die ernsthaftere Verstauchung mit Periostabriß an der Insertionsstelle der Sehne.
- ▶ Man gebe sie in der **C7, 3 mal 3 Kügelchen pro Tag für drei Tage**.
- ▶ Für anhaltende und schmerzhafte Folgen von Verstauchungen kommt **Strontium carbonicum in der C15** in Frage.
- ▶ Individuen, die sehr leicht mit den Knöcheln umknicken, brauchen möglicherweise **Natrium carbonicum**.
- Ruta graveolens ist auch eine Arznei für »Augenmüdigkeit« mit Kopfschmerzen bei Leuten, die beruflich sehr feine Arbeiten ausführen müssen, sogenanntes »Augenpulver«, Näherinnen z. B., Uhrmacher usw.

Sabadilla

Eine falsche Vorstellung von sich selbst

- Diese Arznei paßt auf Menschen, die eine falsche Vorstellung von sich selbst haben, wie Obelix, der denkt, er sei nicht dick.
- Sie bilden sich ein, an schweren Krankheiten, an Krebs, zu leiden.
- Frauen glauben zu unrecht, sie seien schwanger.
- Man findet bei diesen Personen eine Überempfindlichkeit auf Gerüche, krampfhaftes Niesen oder einen akuten Heuschnupfen.
- Sabadilla ist hier indiziert, wenn der Schnupfen von Schmerzen im Stirnbereich und einer Konjunktivitis begleitet ist.
- Es sei auch hingewiesen auf die Bedeutung dieser Arznei bei rezidivierendem Oxyuren-Befall (**Cina, Sinapis nigra**).

Sabal serrulata

Das Brüstchen

- Eine Arznei, die die Entwicklung der Brust bei nervösen, cholerischen jungen Mädchen beschleunigt, die sich über ihre zu kleine Brust beklagen.

▶ **Eine Gabe der C7 jeden Morgen für eine Woche** (**Nux moschata**).

Sambucus

- Ein nützliches Mittel für Nasenverstopfung beim Säugling, welche diesen beim Schlafen und Trinken stört.
- Das Kind wacht unvermittelt auf, kann nicht mehr atmen und wird blau.
- Bei größeren Kindern ein Laryngitismittel mit erstickendem Husten um Mitternacht herum und profusen Schweißen.
- Das Kind muß sich im Bett aufsetzen (**Aconitum, Hepar sulfuris, Spongia**).

Sanguinaria

- Entspricht klinischen Bildern wie chronischem Husten nach Keuchhusten (**Carbo vegetabilis, Pertussinum**) oder nach einer schweren Grippe, Hitzewallungen im (roten) Gesicht, Stirnkopfschmerzen (Sinusitis frontalis) mit großem Durst, wenn der Schnupfen von Durchfall gefolgt ist (**C15**).

Sanicula aqua
Sprich!

- Das Quellwasser aus Ottawa (Kanada) kann in homöopathischer Form hilfreich sein bei Kindern, die zu spät sprechen lernen (**Agaricus, Calcium phosphoricum, Barium phosphoricum, Natrium muriaticum, Nux moschata**).
- Unglücklicherweise ist diese Quelle versiegt, man hat eine Straße darüber hinweg gebaut, und es wird immer schwieriger, diese Arznei zu bekommen.
- Sie ist außerdem wirksam bei Rachitis, Enuresis und Verstopfung.
- Charakteristisch sind profuse Schweiße am Hinterkopf während des Schlafs und starker Fußschweiß (**Silicea**).

Sarsaparilla
Die verlorene Erbschaft

- Ein Mittel für Harnwegsinfekte: das Kind weint vor und während des Wasserlassens.
- Der Urin ist hämorrhagisch und weist einen sandigen Niederschlag auf.
- Auch geeignet für Ausschläge nach Impfung oder durch warme Witterung.
- Die Arznei ist beschrieben worden als passend für Leute, die sehr mit ihren Vorfahren verwoben sind, an den Dingen hängen, die diese hinterlassen haben, und zusammenbrechen, wenn diese ererbten Werte verlorengehen, beim Verkauf einer alten Familienvilla beispielsweise (Dr. Fayeton).

Secale cornutum

Das Glied in der Kette

- Diese Arznei, die für ihre Kreislaufsymptomatik bekannt ist [Frostbeulen, Variköse Ulzera, Gangrän (**Arsenicum album**)], spielt auch eine bedeutende Rolle bei Schwangerschaftsproblemen (Neigung zu Spontanaborten im dritten Monat).
- Bei der Geburt kontrahiert sich die Gebärmutter nicht.
- Die Wöchnerin hat keinen Milcheinschuß und zieht sich eine Infektion zu. Kindbettfieber (**Pyrogenum**).

Die Fortpflanzung ist für diese Menschen gefährlich, die überdies ihre Eltern verwünschen und am liebsten weder Vor- noch Nachfahren hätten.

- Charakteristische Symptome sind ein großer Appetit mit Verlangen nach Saurem, eingesunkene und verschattete Augen, Schlaflosigkeit mit Angstträumen bei Patienten mit Schlafmittelabusus, und schließlich eine Abneigung gegen Wärme (das Gegenteil von **Arsenicum album**).

Selenium

Das vorzeitige Altern

- Selenium kommt vom griechischen Selene, der Mond.
- Man mag daran denken in Fällen von Müdigkeit und beschleunigtem Abbau nach erschöpfenden Krankheiten.
- Der Kranke verträgt keine geistige Arbeit mehr und wird depressiv mit lasziven Gedanken und Impotenz.
- Die Haare sind zu fettig (**Bryonia, Phosphoricum acidum, Thuja**) und fallen aus.
- Man findet eine Verschlimmerung durch Sonne, in der warmen Jahreszeit, durch starke Gerüche, durch Tee, ein Verlangen nach Alkohol, chronische Leberstörungen, schlechten Schlaf mit Pulsation in allen Gefäßen.
- Der Patient erwacht zu früh und immer zur gleichen Zeit.

S

Sepia

Frauen habens schwerer

▷ Es gibt wahrscheinlich keine Arznei, die so auf das weibliche Geschlecht ausgerichtet ist wie Sepia. Obwohl es in seltenen Fällen auch auf Männer paßt.

- Die Sepia-Patientin kommt erschöpft in Ihr Sprechzimmer, von ihren zahlreichen Kindern zermürbt. Im Gesicht sieht man »Leberflecken«, die von ihrer letzten Schwangerschaft kommen.
- Zu Hause tut sie alles, um ihre kleine Welt zufriedenzustellen, den Ehemann eingeschlossen, der zur Mithilfe bei der Hausarbeit nicht eben geneigt ist. Ständig kreisen die Gedanken um den Haushalt, alles muß top sein bei ihr und ihr Eifer diesbezüglich grenzt ans Pedantische.
- Sepia ist Aschenputtel, die den Haushalt »schmeißt«, sich aufopfert für die anderen und heimlich von ihrem Prinzen träumt, der sie erhebt. In Wirklichkeit ist der Prinz unbewußt der Vater, der für Sepia eine außerordentliche Bedeutung hat.
- Der Ehemann wird dem gegenüber häufig als Enttäuschung empfunden und abgelehnt.
- Wie der Tintenfisch mit den großen Augen häuft Sepia die Schwärze der Dinge in sich an, um sich darin zu verstecken. Ihre Stimmung kippt leicht ins Depressive.
- Auf körperlicher Ebene findet man Verstopfung, eine Überempfindlichkeit auf Gerüche (das Kind schnüffelt an allem, Übelkeit bei Essensgerüchen), Frostigkeit (besonders an den Extremitäten, Hände und Füße sind immer kalt).
- Körperliche Anstrengung tut Sepia gut, das Blut zirkuliert besser im kleinen Becken und das Venensystem, insbesondere das der Leber, wird entlastet.
- Das Sepia-Mädchen hat eine stumpfe, glanzlose Haut und macht im Sprechzimmer einen schüchternen Eindruck, schlägt die Beine übereinander und beißt ständig die Lippen. Die Nägel sind weiß gefleckt. Häufig sieht man juckende Warzen an den Händen oder Fußsohlen. Alle Symptome verschlimmern sich am Meer.
- Für den Sommer sollten Wanderungen in den Bergen eingeplant werden.
- Es besteht eine Empfindlichkeit gegenüber Kolibakterien (Kolibazillosen, Harnwegsinfekte durch E. coli), eine Neigung zu Halsschmerzen sowie zu heftigen Windpocken, die eine tiefe Müdigkeit zurücklassen.
- Sepia-Kinder sind eifersüchtig auf andere Kinder (**Arsenicum album, Natrium muriaticum, Nux vomica**).
- Sie haben ein sportliches Talent, besonders für rhythmische Sportarten (Rhythmische Gymnastik, Tanz).
- Sepia-Frauen sind die, neben **Lycopodium** und **Platina**, die Kinder am meisten lieben. Man findet sie in allen Berufen, die mit Kindern zu tun haben.

- In der Phase der nervösen Erschöpfung, was häufig passiert (sie wollen eben einfach zu viel tun), können Kinder ihnen aber sehr lästig werden.

Beobachtungen

Mathieu hat Asthmaanfälle

Mathieu, 10 Jahre, bekommt seit drei Jahren immer wieder Asthmaanfälle. Vorher hatte er häufig Schnupfen, bis man ihm die Polypen herausgenommen hat. Die BCG-Impfung, die er nun zum drittenmal erhalten hat, schlägt bei ihm nicht an. Die Eltern haben noch etwas Merkwürdiges beobachtet: die Anfälle scheinen sich zu bessern, gar zu verschwinden bei körperlicher Anstrengung.
Neulich z. B. ist er mit einer mäßigen Asthmakrise aufgewacht, die während eines Fußballspiels verschwunden ist. Es ist ein sehr sorgfältiges Kind und ein guter Schüler. Er liebt saure Sachen (Saure Gurken, Essig). Es besteht eine Neigung zur Verstopfung. Überdies ist eine gewisse Eifersucht auf seine 5 Jahre jüngere Schwester nicht zu übersehen.

▶ Nach **Sepia**, dann **Tuberculinum** und **Psorinum** verschwinden die Asthmaanfälle vollständig.

Mélanie leidet unter Anginen und Enuresis

Mélanie (Melas: gr. »schwarz«) trägt ihren Namen zu Recht. Es ist ein kleines dunkles Mädchen von 8 Jahren, schüchtern und überbemüht in der Schule. Sie hat rezidivierende Anginen und eine blande Leukorrhoe. In der Vorgeschichte finden sich Koli-Infektionen im ersten Lebensjahr. Sie schwitzt stark am Kopf im ersten Schlaf und wickelt sich luftdicht in ihre Decke ein. Manchmal »vergißt sie sich« beim Einschlafen und macht ein wenig ins Bett, was ihr sehr peinlich ist. Sie ist empfindlich gegenüber Gerüchen und erbricht sehr leicht nach zu fetten Speisen oder nach Schokolade, die sie sehr liebt, oder auch bei Fahrten im Auto. Bei Tisch fehlt der Appetit, vor allem morgens beim Frühstück, dafür wird der Weißfluß schlimmer, der danach wieder versiegt.

▶ Anginen und Enuresis verschwinden nach **einigen Gaben Sepia**.

Zwei Leidenschaften des Kindes vergaß ich zu erwähnen: Pferde und Tanzen.

S

Silicea

Der Kristall

- »So wie Silicea ein Stützskelett für den Getreidehalm bildet, so wirkt das Mittel im übertragenen Sinn auch auf den menschlichen Geist«, schreibt KENT, Homöopath zu Beginn des Jahrhunderts.
- So entspricht Silicea den mageren Kindern, den schlechten Essern, denen man immer predigen muß, daß sie gerade gehen sollen.
- Im allgemeinen intellektuell brillant, sind sie doch schüchtern in der Öffentlichkeit und suchen so wenig wie möglich, Aufmerksamkeit zu erregen.
- Silicea ist Klassenzweiter hinter **Lycopodium**.
- Wenn man sie ein bißchen schubst und unterstützt, können diese Kinder sehr lebhaft und warmherzig werden.
- Silicea kommt müde aus der Schule, sein größtes Vergnügen ist ein heißes Bad. Vielleicht findet es da für Momente die Wärme wieder, die es im Bauch der Mutter hatte, wo es vor dieser mühseligen Welt geschützt war.
- Das Silicea-Kind scheint seiner Mutter vorzuwerfen, daß es sie auf die Welt gebracht hat. Es will die Brust nicht, hat keinen Appetit und kommt irgendwie nicht aus den Startlöchern.
- Bei der Geburt hat es häufig ein Kephalhämatom, eine große Blutbeule am Kopf. Die Zähne kommen schwer und spät.
- Silicea ist eine gute Arznei, um Fremdkörper herauszubefördern (einen Stachel oder Glassplitter nach einem Unfall beispielsweise: **nach der C9 über mehrere Tage** bildet sich ein Abszeß, der aufbricht und den Fremdkörper herausbefördert).
- Silicea-Kinder haben eine Haut, die zu Eiterungen neigt. Die Nägel wachsen gerne ein und sind getüpfelt.
- Die Kehle ist empfindlich, Anginen und chronischer eitriger Winterschnupfen sind häufig.
- Begleitend findet sich ein Katarrh der Eustachischen Röhre (die Ohren sind »zu«, der Ohrenarzt sieht Flüssigkeit im Mittelohr).

Statt irgendwelche »Polypen« herauszunehmen und transtympanitische Drains einzulegen, sollte man ein wenig über den Symbolgehalt dieses Symptoms nachdenken. Das Kind hört die Welt gedämpft durch eine Flüssigkeitsschicht, genau wie in der Gebärmutter.
Silicea mangelt es an Selbstvertrauen. Es versucht immer, einen Schritt zurück zu tun. Man muß es schubsen, ihm Verantwortung geben, ihm sagen, daß es schon groß ist: viele Probleme lösen sich so schon von selbst.

- Das Silicea-Kind leidet erheblich unter Impfungen, sei es die BCG-Pustel, die monatelang nacheitert, oder die Diphtherie-Tetanus-Polio-Impfung (Gott sei Dank ist die Pockenimpfung verschwunden!).
- Es besteht eine ausgeprägte Angst vor spitzen Gegenständen, besonders Spritzen, die die (Frucht-)Blase verletzen könnten, in der Silicea sich geborgen fühlt.
- Reibt man zwei Silizium-Kristalle aneinander, entstehen Funken. Ist unsere kleine Silicea erst einmal warm geworden, kann sie strahlen, brillieren und sehr begabt für die Kommunikation sein.

Beobachtungen

Bei einer Schwangeren reißt die Fruchtblase

Josephine ruft mich völlig außer sich aus dem Krankenhaus an, in das sie vor einigen Stunden gekommen war. Sie ist schwanger, und man hatte ihr eine Amniozentese empfohlen, die angesichts ihres Alters durchaus berechtigt ist. Sie hat lange gezögert aus Angst vor Spritzen. Fast wäre sie in Ohnmacht gefallen, als der Arzt sich ihr mit seiner großen Spritze näherte. Dann ist alles schiefgegangen: die Fruchtblase ist gerissen, und man hat ihr mitteilen müssen, daß sie ihr Baby wahrscheinlich in den nächsten 2 Tagen verlieren werde.

▶ Ich gebe ihr **eine Gabe Opium C15** gegen den Streß und **6 Stunden danach eine Gabe Silicea C15**.

Alles wird bald wieder gut, und das Kind kommt zum errechneten Zeitpunkt ohne Probleme auf die Welt.

Lionel klagt über Halsentzündungen

Lionel, 13 Jahre, klagt über rezidivierende Anginen. Er sieht aus, als sei er zu schnell gewachsen. Er ist mager, sitzt ein wenig schüchtern auf seinem Stuhl, aber sein Blick ist lebhaft und klug. Der Kontakt mit ihm ist schnell hergestellt. Die Halsentzündungen hätten nach der zweiten BCG-Impfung begonnen, welche für 2 Monate nachgeeitert hätten. Im Moment hat er an dieser Stelle auf dem Arm eine große Keloidnarbe (**Graphites, Mercurius, Thuja**). Er friert leicht und liebt heiße Bäder, aber im Sommer, wenn er warm geworden ist, stürzt er sich mit Begeisterung in das eisige Wasser eines Bergsees.

Bei der Untersuchung fällt eine übelriechende Schweißneigung an den Füßen auf, Turnschuhe kann er gar nicht anziehen. Die Nägel sind bedeckt mit kleinen weißen Tüpfeln (große Flecken: **Sulfur**). In seinem Schulheft ist zu lesen: »Brillanter Schüler mit zu wenig Selbstvertrauen und Neigung zu träumen.« In der Schule hört er zuweilen schlecht, denn bei einem Schnupfen verstopfen die Ohren. Er versinkt dann gern in endlosen Tagträumen. In der Pause unterhält er sich mit einem Freund in einer Ecke über Bücher oder seine Sammlung von Spielzeugautos. Die etwas rabaukigen Vergnügungen seiner Kameraden (Rugby, Fußball) machen ihm Angst.

Hervé leidet an rechtsseitiger Otitis

Hervé, 9 Monate alt, wird mir wegen einer rechtsseitigen eitrigen Otitis gebracht, die sich seit einem Monat hinzieht. Das magere, appetitlose Kind schwitzt viel am Kopf im ersten Schlaf (**Graphites, Sepia**). Außerdem hat es seit der Geburt eine Chemosis durch Verlegung des Tränenkanals, und seine Füße riechen schlecht. Bei der Untersuchung sehe ich, daß er noch keine Zähne hat. Man ahnt die oberen Schneidezähne bereits, aber sie kommen nicht heraus. Kürzlich, nach der zweiten Vierfachimpfung, entwickelte sich ein kleiner Abszeß an der Einstichstelle.

▶ Nach **einer Gabe Silicea C15** ist die Otitis innerhalb von 24 Stunden verschwunden.

Spigelia

- Eine Arznei für Leute, die sich vor spitzen Gegenständen fürchten (**Silicea**).
- Auch bekannt für seine Wirksamkeit bei Wurmbefall mit Bauchschmerzen.
- Nützlich außerdem für bestimmte Herzprobleme (Perikarditis) und bei Gesichtsneuralgien.

Spongia tosta
Der Schwamm

- »Schnell, du mußt kommen, ich ersticke, ich hab' das Gefühl, als wär' ein Schwamm in meinem Mund.« Es ist 6 Uhr morgens, nachdem es gestern abend sehr spät geworden war! Der Anruf kommt von einem Freund, der nicht weit von mir wohnt. Draußen klatscht der Regen herunter und ein übler Ostwind kommt vom Meer.

▶ Ich verordne fürs erste **Spongia C7, 3 Kügelchen**, und mache mich auf den Weg.

Bei der Ankunft einige Minuten später ist die Stimme schon weniger rauh und kräftiger. »Es geht schon besser«, krächzt er. Ich sehe in den Mund und erblicke ein enorm geschwollenes Zäpfchen, das ihm in die Kehle hängt. Ich bleibe einige Augenblicke bei ihm.

▶ Die ganze Geschichte gibt sich wieder mit **Spongia**, das alle **5 Minuten wiederholt** wird.

- Spongia ist eine wunderbare Arznei bei Laryngitis bei feuchtem Wetter oder Meerwind (**Bromum**).
- Bei trockenem Wetter denke man eher an **Aconit** oder **Hepar**.
- Es handelt sich um schwere Laryngitiden mit Atemproblemen und Nasenflügeln (die Nasenlöcher weiten und kontrahieren sich im Atemrhythmus).
- Es besteht immer große Ängstlichkeit, die Aufregung verschlimmert noch den rauhen Husten.
- Spongia ist auch eine Arznei für »Herzhusten« und für schweres Asthma, wenn die Funktion des rechten Herzens in Mitleidenschaft gezogen wird (Rechtsherzhypertrophie).

S

Stannum metallicum

Erledigt

- Zinn ist, in homöopathischer Dosis, eine gute Arznei bei Menschen, die völlig ermüdet sind, erschöpft und erledigt.
- Sie leiden an chronischen Bronchialkatarrhen, Lungenkrankheiten oder nervlichen, lähmungsartigen Störungen.
- Sie sind mutlos, traurig und ängstlich und wollen niemanden sehen.
- Sie sind sich ihrer energetischen Schwäche bewußt und versuchen, vorzubeugen.
- Sie häufen Geld auf der Sparkasse an und legen Wert auf Ordnung.
- Wie **Arsenicum album** und **Sepia** sind sie fanatisch, was den Haushalt angeht (Abneigung gegen den Haushalt und häusliche Angelegenheiten läßt dagegen an **Sulfur iodatum** denken).
- Diese Patienten erbrechen beim Geruch von Speisen und ertragen keine Ohrringe, die bei ihnen Eiterung auslöst (**Lachesis, Medorrhinum**).
- Man findet auch exzessives Schwitzen in der Nacht mit Erschöpfung.

Beobachtung

Ein Mädchen hat Hautausschlag und Husten

Ein achtzehn Monate altes Mädchen hat einen generalisierten Ausschlag, bei dem schon viele Arzneien versagt haben.

▶ Eines Tages, während eines sich hinziehenden Hustens mit großer Müdigkeit, gebe ich **eine Gabe Stannum C15**.

Der Husten und die Haut heilen beide. Die Mutter vertraut mir an, daß sie nicht gerne unvorbereitet mit etwas konfrontiert wird. So möchte sie beispielsweise vor einer Unterhaltung gerne wissen, worum es gehen wird. Zu Hause ist sie ständig dabei, Ordnung zu schaffen, und leidet unter ihrer Müdigkeit, die es ihr nicht erlaube, den Haushalt so zu führen, wie sie es wünscht.

Staphisagria
Frust

- Als Claire Bretecher ihre Comics (»Les frustrés«) zeichnete, wußte sie da, daß sie das Lebensgefühl von Staphisagria beschrieb? Diese Arznei ist sehr hilfreich in unserer Zeit. So viele Gelegenheiten gibt es in unserer immer komplexer werdenden Gesellschaft, in denen wir uns erniedrigt finden, und als Opfer einer Ungerechtigkeit sehen. In jeder Atmosphäre, die mit Ressentiments geladen ist, in jeder Umgebung, die einen Hauch von Gerichtssaal hat, taucht Staphisagria auf.
- Staphisagria ist geschunden. Früher nannte man so das Abziehen der Haut bei lebendigem Leibe. Er leidet ununterbrochen und schluckt allen Kummer herunter.

Der Schlüssel zu dieser Arznei liegt in dem, was Freud Sadomasochismus nannte. Staphisagria findet ein vertrautes Gefühl im Schmerz. Er käut seinen Zorn und seine Frustration ständig wieder und begibt sich unbewußt in Situationen, in denen er tatsächlicher, objektiver Ungerechtigkeit ausgesetzt ist.

- Eifersucht gehört ebenfalls zum Mittelbild.
- Nehmen wir zum Beispiel ein Kind von 5 Jahren, das unerträglich wird, als seine kleine Schwester auf die Welt kommt. »Er will verprügelt werden«, sagen die Eltern. Schließlich kriegt er auch die Prügel, weil er nichts unversucht läßt, die Eltern zu provozieren. Allerdings sollte man, bevor man die Hand hebt, lieber zu Staphisagria greifen, um diese explosiven Momente zu entschärfen.
- Die Arznei ist geeignet nach chirurgischen Eingriffen, insbesondere wenn die Operation die Geschlechtsorgane oder das kleine Becken betraf (Phimose z. B.).
- Das Kind beginnt, ein masochistisches Verhalten an den Tag zu legen, tut sich selber weh, indem es sich kratzt oder den Kopf auf den Boden schlägt, jedesmal, wenn man ihm widerspricht oder es auf Widerstände trifft.
- Bei den älteren Mädchen sieht man Staphisagria häufig nach der Pubertät, anläßlich der ersten sexuellen Beziehungen. Man findet dann rezidivierende Zystitiden mit negativer Bakteriologie (Blasenschmerzen mit klarem Urin, Hinweis auf psychogene Reizung der Blase).
- Bei den ganz Kleinen gibt es ein hübsches Symptom, das für Staphisagria spricht: das Kind macht die Nacht zum Tag. Es schläft tagsüber, aber nicht nachts. Man fahnde hier nach einer Staphisagria-Situation der Mutter während der Schwangerschaft (Widerspruch, Demütigung usw.).
- Auf körperlicher Ebene gibt es eine ganze Reihe von Symptomen, die auf diese Arznei weisen. An den Augen findet man immer wieder auftretende Gersten- und Hagelkörner.

- Die Zähne haben manchmal einen schwarzen Saum, das Zahnfleisch blutet leicht beim Zähneputzen (**Phosphoricum acidum**). Man hat »die Schnauze voll«.
- Manchmal sieht man auch eine chronische Laryngitis mit Heiserkeit, es »verschlägt einem die Sprache«!
- Schließlich gehören Rückenschmerzen zum Mittelbild (das Kreuz, das man trägt, wird zu schwer).

Beobachtungen

Delphine bekommt wieder Asthma

Delphine, die wir schon bei **Kalium carbonicum** kennengelernt haben, bekommt wieder Asthma nach vielen Jahren der Ruhe nach Kalium carbonicum. Ich finde ein Hagelkorn am linken Oberlid. Gab es kürzlich frustrierende Erlebnisse in ihrem Leben? Im Alter von 6 Jahren hat das Kind wegen seiner asthmoiden Bronchitis einen Sommer in einem Luftkurort in den Bergen verbracht. Die Mutter erzählt, daß das Betragen des Mädchens bei der Rückkehr ein wenig seltsam geworden sei: es wollte nur noch zur Schule gehen, wenn seine Mutter es mit einer Peitsche dorthin führte!

▶ Das Asthma heilt nun endgültig mit **Staphisagria**.

Roland ist nachts putzmunter

Roland, 6 Monate alt, macht einen ausgiebigen Mittagsschlaf, ist aber nachts putzmunter. Er will sein Fläschchen mit kalter Milch haben. Während der Schwangerschaft hatte der Vater die Scheidung eingereicht.

▶ **Eine Gabe Staphisagria** führt zur Heilung.

Eine Mutter leidet an nächtlichen Asthmaanfällen

An einem Wintertag besuche ich ein sechsjähriges Kind mit Grippe. Die Grippe ist harmlos, das Kind erhält **Belladonna**. Auf dem Tisch, auf dem ich mein Rezept ausschreibe, fallen mir zwei Dinge auf: der Jahresbericht von Amnesty International und darauf ein Inhalier-Aerosol. »Ich wußte nicht, daß hier jemand in der Familie Asthma hat.« »Seit 6 Monaten habe ich Asthma«, sagt mir die Mutter, 34 Jahre alt. »Jede Nacht, so um Mitternacht, wache ich auf und ersticke beinahe. Ich war schon bei vielen Ärzten, aber es wird nicht besser.« Ich denke an den Bericht von Amnesty, in dem so viel Leiden und Ungerechtigkeit beschrieben wird. Ich denke an Staphisagria. »Vor 6 Monaten, so etwa, waren Sie da Opfer einer Ungerechtigkeit?« Kaum ist es ausgesprochen, füllen sich ihre Augen mit Tränen. »Ich mußte mich sterilisieren lassen, mein Mann wollte keine Kinder mehr.«

▶ Die nächtlichen Asthmaanfälle verschwinden schnell mit **Staphisagria**.

Es ist interessant zu sehen, daß Staphisagria so häufig bei Asthma hilft, wo es ja eine gewisse masochistische Komponente gibt (man tut sich weh, wenn man die Luft zu lange zurückhält). In Staphisagria-Familien findet man häufig eine strenge, unlebendige Atmosphäre (Stilmöbel, ausgestopfte Tiere usw.). Manche Lehrer, wenn sie zu streng sind, können ihre Schüler zu Staphisagria-Patienten machen. Im religiösen Bereich findet man im Schmerzenskult (Mater dolorosa), in der Verehrung von Märtyrern, deren Qualen in allen Einzelheiten überliefert werden, eine Entsprechung zu dieser Arznei.

Stramonium

Fressen oder gefressen werden

- Diese Arznei trägt in sich die Angst vor dem Gefressenwerden, die den Menschen seit Jahrtausenden beherrscht, seit der Zeit, als ein wildes Tier plötzlich auftauchte, ihn griff und verschlang. Diese Angst gehört zum oralen Stadium. In dem Moment, wo die Zähne erscheinen, kann das Kind zubeißen, es kann aber auch gebissen werden. Davon handeln die Märchen vom Bösen Wolf, von Drachen, Ungeheuern usw.
- Das Baby erwacht schreiend mitten in der Nacht und macht einen heillos erschreckten Eindruck. Es erkennt niemanden mehr, es ist ganz im Bann seines schrecklichen »Gesichts«. Man muß das Licht anlassen, damit es wieder einschlafen kann.
- ▶ **Stramonium C15** wird ein solches Bild schnell kurieren.
- ▶ Die Arznei paßt auch für hohes Fieber mit der Möglichkeit von Fieberkrämpfen, wie man sie bei einigen Kinderkrankheiten findet.

Beobachtung

Pauline hat Masern

Pauline ist 18 Monate alt, als sie mit einem masernkranken Kind in Kontakt kommt. Zehn Tage später entwickelt sie einen Schnupfen mit starker Konjunktivitis. Das Fieber steigt und steigt. Am Abend des elften Tages, gegen 23 Uhr, ruft man mich an ihr Bett. Die Temperatur liegt bei 40,1°. Trotz des Aspirins deliriert das Kind, erkennt niemanden und schwatzt mit erschrecktem Gesicht von einem »Wauwau«. Beim Ausziehen finde ich, daß das Fieber die unteren Gliedmaßen ausspart. Sie sind eisig kalt, was an Stramonium denken läßt. Die Diagnose »Masern« ist völlig außer Zweifel, aber das Bild ist schwer und läßt eine Enzephalitis befürchten.

▶ Ich gebe **3 Granula Stramonium C9**.

Die Temperatur sinkt auf 39° in der nächsten halben Stunde und das Kind kehrt wieder in die Realität zurück. Am nächsten Morgen ist das Fieber weg, der Ausschlag kommt heraus und die eitrige Konjunktivitis ist verschwunden. Der weitere Krankheitsverlauf ist harmlos. Masern sind eine Krankheit, die häufig zur Ausleitung ungelöster Probleme des oralen Stadiums dient (weswegen sie auch seit Jahrhunderten nicht verschwunden ist). Als ich die Mutter zu ihrer Schwangerschaft befrage, erzählt sie, daß sie am Ende derselben habe mitansehen müssen, machtlos, wie der Schäferhund den Postboten angegriffen habe. »Ich hab neulich noch davon geträumt«, sagt sie.

▶ Beide, **Mutter** und **Tochter**, erhalten im nachhinein noch eine **Gabe Stramonium C15 und C30.**

»Meine Tochter liebt mich so sehr, daß sie manchmal ihre Arme um mich schlingt, ihren Mund auf meinen Hals drückt und zubeißt«, hatte mir eines Tages Paulines Mutter gesagt.

Sulfur

Ich brenne

▷ Die Wichtigkeit dieses Elements springt einem förmlich ins Auge, wenn man den Klagen der Patienten lauscht. Sulfur ist eine der wichtigsten Arzneien in der Homöopathie, viele Behandlungen enden mit einigen Gaben Sulfur.

- Bei diesen Patienten ist man häufig angelangt im Stadium der Ausscheidung über die Haut, in Form von Ekzemen, Furunkeln und diversen Dermatosen.
- Sulfur ist eine zentrifugale Arznei, die noch mehr herausbringt von dem, was heraus soll, damit der Körper gesund wird. Das erklärt die Verschlimmerung der Haut, die auf die Einnahme dieses Mittels häufig folgt, und weswegen man das Mittel auch in stark verdünnter Form zu sich nehmen sollte (z. B. **eine Gabe der C30, aufgelöst in einem Liter Wasser**, von dem jeden Morgen ein Glas getrunken wird. Bei Verschlimmerung aufhören.).

Wie kann man Sulfur verstehen? Auf der Erde findet sich der Mensch zwischen zwei Quellen von Energie, von Wärme: die Sonne am Himmel und das Feuer im Inneren der Erde. Der Schwefel ist die innere Sonne. Das Sulfur-Individuum hat Vertrauen in die Sonne der Materie, die Sonne, die in ihm ist. Es ist überzeugt, daß er die Wahrheit in sich selbst besitzt und streckt der Außenwelt, den anderen, die Zunge heraus. Sulfur hat eine egoistische Grundstimmung, bleibt aber dem Leben und seinen Genüssen erhalten. Das, was man kriegt, muß man auch nehmen. Besser einen Spatz in der Hand als eine Taube auf dem Dach. Sulfur als Arznei erreicht das Ich in der Tiefe und hilft der Arznei, sich nach außen zu öffnen.

- Das Sulfur-Kind bringt alles Üble nach außen, indem es beispielsweise von einem Ekzem bedeckt wird, während es ihm »innen« gut geht.
- Das sind Kinder, die sich nicht gerne waschen, die abgerissene Kleidung lieben, umso mehr, als sie die Wärme nicht mögen und sich gerne aufdecken.
- Man findet großen Durst, Verlangen nach Fleisch und Wurst, nach Fett und Süßigkeiten. Eine Mahlzeit ohne Nachspeise ist keine Mahlzeit.
- Körperliche Anstrengung, vor allem in der Hitze, wird schlecht vertragen, ebenso wie langes Stehen. Man sieht sie sich häufig abstützen, gegen einen Baum, eine Mauer.

▷ Auf körperlicher Ebene kann Sulfur zahllose Krankheiten heilen und alle Organe betreffen.

- Es ist z. B. ein gutes Mittel bei rezidivierenden Anginen, bei Otitis, Asthma, chronischem Durchfall.
- Die Sulfur-Mutter kommt zu spät in die Sprechstunde oder an einem anderen Tag als vorgesehen.
- Sie verteilt Kekse an ihre Kinder im Wartezimmer, und sofort fliegen die Krümel überall herum, zur großen Freude der Helferin. Impfpaß, Vorsorgehefte usw. sind vergessen worden, wenn man ihrer zufällig ansichtig wird, ist ein großer brauner Ring darauf von der Kakaotasse.
- Zu Hause sieht es aus wie in WALLENSTEINS Lager, aber in all der Unordnung fühlt sich Sulfur sehr wohl.
- Als geborener Nonkonformist und Aufmucker liebt Sulfur vor allem die Kameradschaft, den lustigen Umgang miteinander, aber, wenn das nicht möglich ist, wird er brummig und nörgelig.
- Sulfur-Individuen neigen zur Verwurmung und leiden nicht selten unter den Folgen von Impfungen (**Thuja, Silicea**).

Beobachtungen

Sophie hat erhöhten Augeninnendruck

Sophie leidet unter konnatalen Röteln mit einem progredienten Glaukom. Der Augeninnendruck ist zu hoch und muß alle Monate operativ korrigiert werden. Ihr Sehvermögen ist darüberhinaus eingeschränkt durch einen bilateralen Katarakt, das linke Auge ist nahezu trüb. Ich sehe sie im Alter von fünfeinhalb Monaten wegen eines Schnupfens. Dieses Kind, das bereits fünf mal operiert wurde, das seine Zeit mehr in Krankenhäusern als zu Hause verbringt, liegt völlig entspannt auf der Liege und plappert vor sich hin, während ich es untersuche. Im Inneren geht es ihr gut. Das ist umso erstaunlicher, als Babys im Alter zwischen 5 und 18 Monaten meistens schreien, wenn man sie untersucht. Ein neun Monate altes Kind, das die Untersuchung lachend über sich ergehen läßt, ist meistens Sulfur (oder **Phosphor**).

▶ Nach der **Gabe von Sulfur** steigt der Augendruck nicht mehr an.

Im Alter von 6 Monaten ist keine Operation mehr notwendig. In der Folge regelt sich alles nach und nach, sogar der Katarakt, und das Kind wird sein Augenlicht nicht völlig verlieren.

Catherine kann nicht mehr laufen

Catherine, 23 Jahre alt, ist noch schlapp von ihrer letzten Schwangerschaft und leidet unter der Hitze des folgenden Sommers. Ein knotiges Streptokokkenerythem tritt auf. Die Beine sind geschwollen und schmerzhaft, die Patientin ist ans Bett gefesselt. Eine antibiotische und entzündungshemmende Therapie braucht einen Monat, bevor Catherine wieder laufen kann. Anschließend verordnet der Hausarzt Penicillinspritzen alle drei Wochen für drei, vielleicht fünf Jahre, um einen Rückfall zu vermeiden.

Nach drei Monaten geht es Catherine so gut, daß sie diese lästige und schmerzhafte Behandlung nicht mehr für nötig hält. Aber leider, eines Morgens ist alles so wie vorher. Beide Beine sind geschwollen, schmerzhaft und steif.

▶ Beim Hausbesuch, der eigentlich ihrem Baby gilt, gebe ich ihr **3 Granula Sulfur C7** in den Mund, denn sie hat alle Symptome dieser Arznei: ein fröhlicher, unkomplizierter Charakter, rote Wangen, intensiver Durst, Verlangen nach Süßigkeiten.

Am selben Abend noch passiert das Unglaubliche: ich finde sie stehend. »Alles ist immer besser geworden während des Tages, Doktor, ich bin voll in Form.« Seit 15 Jahren ist die Krankheit nicht zurückgekehrt.

Sulfuricum acidum
Der Unfall

- Das Thema Unfall ist wichtig für Leute, die Sulfuricum acidum brauchen.
- In der Vorgeschichte gab es eines Tages einen Unfall, der alles durcheinanderbrachte, und für den sie sich verantwortlich fühlen (oder für den man ihnen ein Schuldgefühl eingeredet hat.). Vielleicht handelt es sich um ein uneheliches Kind, das in der Familie als Unfall gesehen wird oder einen wirklichen Unfall mit dem Verlust eines geliebten Wesens.
- Sulfuricum acidum hat eine Haut, die leicht blutet (**Arnica, Lachesis, Pulsatilla**).
- Wie **Medorrhinum** versucht er in der Zukunft zu leben, Dinge vorweg zu nehmen.
- Es sind hastige Menschen, die durch ihre Überstürztheit im Handeln (**Argentum nitricum**) immer wieder Unfälle produzieren und damit den Ur-Unfall, den »Sündenfall« wiederholen.
- Man findet Aphthen im Mund, besonders bei Kindern (**Borax**), eine gesteigerte Empfindlichkeit auf Insektenstiche, gegenüber Streptokokken- und Staphylokokkeninfektionen, ein Übermaß an Säure (saure Schweiße, saurer Ausfluß).
- Diese Arznei ist komplementär zu **Pulsatilla**.

Sulfur iodatum

- Diese Mischung aus Schwefel und Jod wird häufig nach klinischen Gesichtspunkten bei wiederholten Schnupfen und Bronchitiden, bei Laryngitiden, Polypen (**Agraphis**) und Katarrhen der Tuba Eustachii, alles auf tuberkulinischem Terrain, eingesetzt.
- Das Kind schläft mit offenem Mund.
- Man findet ebenfalls häufig ein nässendes Ekzem, eine Akne im Gesicht und am Rücken (**Carbo vegetabilis, Kalium bromatum**) und, als Allgemeinsymptome, Magerkeit und Müdigkeit trotz der motorischen Unruhe.
- Ein Gemütssymptom sticht heraus: Abneigung gegen Arbeit im Haushalt (**Cenchris, Lilium tigrinum**).

S

Symphytum officinale

- Eine kleine nützliche Arznei, wenn Frakturen nicht richtig verknöchern, oder bei einem Augentrauma (Tennisball im Auge beispielsweise).
- ▷ In diesem Falle ist Symphytum konkurrenzlos (**C5-7-15**).

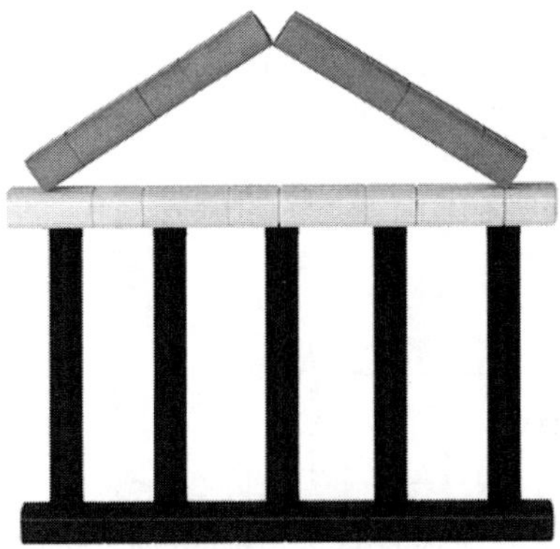

Tabacum
Der Tabak

- Eine bewährte Arznei für Übelkeit im Auto. Das Kind wird blaß, möchte den Bauch bedeckt haben und die Fenster geöffnet.
- Die Arznei ist besonders wirksam, wenn die Wageninsassen rauchen.
- Streifen wir kurz die anderen Arzneien, die bei der Reisekrankheit zum Einsatz kommen: **Cocculus** ist nützlich bei Übelkeit und Kopfschmerzen, wenn die Straße besonders kurvenreich ist, **Petroleum**, wenn im Wagen ein Benzingeruch zu spüren ist (der Betreffende hat kalten Schweiß und es geht ihm besser, wenn er ißt), schließlich **Nux vomica** bei einem Kind, daß sich aufregt, herumfuchtelt und erbricht.
- Denken wir daran, daß Tabacum beim Erwachsenen eine Arznei für arterielle Hypertonie, Arteriosklerose und Koronarprobleme ist.

Tarantula hispanica
Die Furcht vor Versklavung

- Diese Arznei paßt auf schwierige, unruhige Kinder, die schlecht gehorchen, streiten, auch gewaltsam werden können (sie zerbrechen alles) und häufig simulieren.
- Das einzige, was sie beruhigt, ist Musik. Sie beginnen zu tanzen, wild zu tanzen.
- Ich habe die Idee dieses Mittels Romain zu verdanken, einem sechsjährigen Jungen, der im Alter von 3 Jahren an einem Neuroblastom (einem bösartigen Tumor des Bauchraums) operiert worden war. Nach dem Eingriff hatte er das ganze onkologische Programm mit Chemotherapie, zahllosen Kontrolluntersuchungen im Krankenhaus usw. mitgemacht. Die folgenden Jahre waren geprägt von unzähligen Bronchitiden, Anginen, einmal auch einer linksseitigen Pneumonie. Was bei dem Kind besonders beeindruckte, war seine Agitiertheit, die ich der leicht begreiflichen Angst vor dem Sterben zuschrieb, die aber durch **Arsenicum album** nicht zu beherrschen war. Nächte voller Alpträume endeten im Bett der Eltern. Eines Tages erzählt er mir seinen Alptraum: eine Zauberin mache ihn zum Sklaven.

- Die Rubrik »Sklave« aus dem Repertorium von Loutan belehrt mich folgendermaßen: »erlebt sich wie ein Sklave, an dessen Fäden man zieht und von denen er sich befreien möchte durch Tanz (Tarantula)«. Dieses Kind nun war regelmäßig durch Musik zu beruhigen.
- ▶ Nach **mehreren Gaben Tarantula (C15-30**) und seit zwei Jahren Beobachtungszeit geht es dem Kind sehr gut.
- Tarantula ist jemand, der nicht versteht, daß die Regeln, die ihm seine Erzieher auferlegen, nicht dazu da sind, seine Freiheit einzuschränken und ihn »in die Sklaverei zu verkaufen«, sondern daß sie nötig sind, um die Freiheit eines jeden zu bewahren, die Freiheit, die dort aufhört, wo die des anderen beginnt. Das Netz der Gesellschaft erfordert eine gewisse Anzahl von Gesetzen.

Taxus baccata

Niemand kann mehr etwas für mich tun

- Ein krebskrankes Kind wird aus dem Krankenhaus entlassen. Es ist schwach, anämisch.
- Die Mutter wünscht, neben der schweren zytostatischen Therapie eine homöopathische Behandlung. Abonnentin einer Zeitschrift, die onkologische Informationen an Laien vermittelt, hat sie von der Rinde einer kalifornischen Eibe gehört, **Taxus brevifolium**, die offenbar eine deutlich zytostatische Substanz enthält. Leider müßte zur Gewinnung dieses Medikaments fast der gesamte kalifornische Baumbestand gefällt werden. »Kann man es denn nicht in homöopathischen Dosen geben?«, fragt sie mich. Ich befasse mich näher mit dieser Frage und finde Taxus baccata im Boericke.
- Ich überfliege die Symptome und finde »Supraorbital- und Schläfenschmerz rechts mit Tränenfluß« und »Erysipel«, zwei Symptome, die das Kind gehabt hatte.
- Im Kent finde ich die Rubrik »Helplessness, feeling of« (Hilflosigkeit, Gefühl von: **Helleborus, Kali bromatum, Petroleum, Phosphor, Stramonium, Taxus baccata**). Einmal hatten die Ärzte die Hoffnung schon aufgegeben.
- ▶ Ich gebe also diese Arznei in **steigender Verdünnung** (**C7** bis **C30, eine Gabe pro Woche**).
- Die Veränderung ist augenfällig. Einen Monat später lacht der Junge, albert herum, Teint und Appetit sind wunderbar, die Schule ist wieder in greifbare Nähe gerückt.

Tellurium

Die Furcht, an wunden Stellen getroffen zu werden

- Die Arznei entspricht Menschen, die bis in den Grund ihres Wesens von einem verletzenden Wort getroffen werden, das eine wunde Stelle berührt hat.
- Das charakteristische Symptom ist das Ekzem hinter den Ohren, häufig infolge eines chronischen Ohrenausflusses.
- Man findet ebenfalls ein Verlangen nach Äpfeln (**Sulfur**).
- A propos Ekzem: nützen wir die Gelegenheit zu ein paar Worten zu diesem Symptom, das, wie wir bereits gesehen haben, eine Störung der symbiotischen Mutter-Kind-Beziehung (in den ersten achtzehn Monaten) in das Vokabular der Haut übersetzt.
- In der Vorgeschichte findet sich nicht selten ein Seitensprung oder eine sonstwie »illegitime« Liebesgeschichte. Die Mutter oder der Vater waren in einen Dritten oder der Familie Fremden verliebt (der »ex amatus« = »ex-ehemals« = Ekzem).
- So z. B. der Fall einer Frau, die eben ein Kind geboren hat, nun aus dem Mund ihres Vaters erfährt, daß dieser gar nicht ihr richtiger Vater sei, und darauf beim Kind einen Ausschlag, eine »Ex-Ehe«, erscheinen sieht.

Teucrium marum verum

- Eine wohlbekannte Arznei für den Schluckauf der Säuglinge, die gierig trinken und dann während der Verdauung vom Schluckauf gequält werden.
- Man bemerkt auch eine Tendenz zu eingewachsenen Nägeln.
- Bei älteren Kindern ist das Mittel interessant bei chronischem Schnupfen mit großen adenoiden Wucherungen und Katarrh der Eustachischen Röhre, verschlimmert durch feuchtes Wetter.
- Diese Kinder neigen zu Würmern (**Calcium carbonicum, Spigelia, Sulfur**) und können, in den Nasennebenhöhlen beispielsweise, Polypen haben.
- Auf der Haut sieht man Psoriasis, besonders des Daumens.
- Der Kranke ist aufgeregt und überempfindlich, ein Kontrast zum Rest des Organismus, der allen Arzneien, die anscheinend passen, die kalte Schulter zeigt, bis man Teucrium gibt.
- Es ist die Arznei für Kinder, die schon alle möglichen Behandlungen aller Art über sich ergehen haben lassen ohne Ergebnis und bei denen keine Arznei mehr die mindeste Reaktion auslösen kann (**Phosphoricum acidum**).

Thuja
Der Lebensbaum

- Thuja ist ein tiefwirkendes Mittel und in der Lage, in der Tiefe das Terrain, das HAHNEMANN das sykotische nannte, zu harmonisieren.

In der psychischen Entwicklung entspricht das *sykotische Miasma* dem analen Stadium FREUDS. Es gibt ein Problem mit der Kontrolle. Diese Individuen haben eine obsessionelle Neigung zur Kleinlichkeit und Pedanterie bis zum Exzeß.

- Auf körperlicher Ebene kreisen die Symptome um das Zellwachstum, sei es auf der Haut (Kondylome, Warzen usw.) oder im Inneren des Körpers (Fibrome, Karzinome).
- Die Kranken schwitzen viel. Der Schweiß riecht stark, was dem homöopathischen Arzt die Verdachtsdiagnose Thuja schon bei der Untersuchung erlaubt.

- Thuja-Individuen reagieren überempfindlich auf Impfungen, nach denen es ihnen immer schlechter geht.
- Sie klagen in der Sprechstunde über Störungen, die nach Einwirkung von Feuchtigkeit aufgetreten sind: Rhinopharyngitiden mit großen adenoiden Wucherungen (**Agraphis nutans**), Otitis, Stirnhöhlenentzündung, chronische Bronchitis, Asthma.
- Wie schon erwähnt, entdeckt man häufig Warzen bei der klinischen Untersuchung, aber auch Keloide und, besonders typisch, deformierte, brüchige Nägel mit Rillen.
- Thuja-Individuen vertragen keine Zwiebeln.
- Sie sind sehr empfänglich für Musik und angezogen von metaphysischen Problemen.

Beobachtung

Lionel hat chronische Ohrenbeschwerden

Lionel, 3 Jahre alt, hat seit 2 Jahren einen chronischen eitrigen Ausfluß aus dem rechten Ohr. In Behandlung bei einem HNO-Professor hat das Kind schon viele Antibiotika bekommen ohne dauerhaften Erfolg. Der Hausarzt beschränkt sich aufs Abwarten. Die Eltern haben Anweisung, sich sofort mit dem Kind vorzustellen, wenn es Kopfschmerzen bekommt und erbricht.
Mit dieser Vorgeschichte kommt der Junge eines Tages in die Sprechstunde. Glücklicherweise nicht wegen Mastoiditis oder Meningitis, sondern wegen einer banalen akuten Gastroenteritis. Ich erfahre im Laufe der Unterhaltung, daß alle Probleme einige Tage nach einer Pockenimpfung angefangen hätten. Diese hat eine ausladende Keloidnarbe hinterlassen.

▶ Ich verordne **Thuja C15**.

Die Ohrenbeschwerden verschwinden danach vollständig.

▷ Soll man Thuja systematisch nach jeder Impfung geben? Nein, besser ist, es nur bei Kindern zu geben, die entweder selbst ein Thuja-Bild bieten oder deren Familie Thuja ist.

▶ Beim Baby, im akuten Fall, empfehle ich einige Granula **Aconit** nach jeder Impfung, denn Aconit ist die Arznei für Krankheiten, die plötzlich und in einem Kontext von Angst und Unruhe auftreten.

▶ Treten nach der Impfung Beschwerden auf, muß man Thuja natürlich in Erwägung ziehen, aber auch andere Arzneien für Impffolgen wie **Silicea** und **Sulfur** vor allem.

▶ **Arsenicum album** ist ein gutes *Komplementärmittel* für Thuja in akuten Krankheiten (bei einer Stirnhöhlenentzündung beispielsweise oder bei Asthma).

▶ Nach der Keuchhustenimpfung, falls Probleme auftreten, empfiehlt sich eher **Carbo vegetabilis C30** und eventuell **Pertussinum C30**.

▶ Nach der Masernimpfung kommen vor allem **Pulsatilla** in Frage und **Morbillinum C15** (der potenzierte Impfstoff).

- ▶ Auch Warzen brauchen nicht immer Thuja, beileibe nicht. Arzneien wie **Nitricum acidum** oder **Causticum** können eher indiziert sein.
- Man sollte nicht versuchen, eine Warze, koste es, was es wolle, medikamentös oder chirurgisch zu unterdrücken. Durch die Unterdrückung dieses »Localübels« können tiefergehende Probleme auftreten. Häufig sitzen Warzen sogar auf Akupunkturpunkten, die sie stimulieren und wirken bei der energetischen Aussteuerung des Individuums mit. Eine Warze unterdrücken, heißt, jemandem den Stock, auf den er sich stützt, gewaltsam wegziehen!

Tuberculinum

Die Tuberkulose

- Man hat in der Homöopathie ein »tuberkulinisches« *Miasma* beschrieben.
- Es entspricht Kindern, die sich im Winter leicht und zu häufig erkälten, mit Otitiden, Anginen, Bronchitiden, Pneumonien gar, aber auch häufig Harnwegsinfekte haben und unter schmerzhafter Verstopfung leiden.
- Diesen Kindern geht es besser bei einem Aufenthalt in den Bergen (1000–1500 m, in noch größerer Höhe werden sie zu sehr angeregt).
- Am Mittelmeer hingegen geht es ihnen schlechter, sie werden nervös, schlaflos, sondern sich ab, und bekommen Probleme mit der Gesundheit.
- Man findet in der Familienvorgeschichte Fälle von Tuberkulose oder von Primäraffekten.
- Die BCG-Impfung schlägt nicht an bei diesen Kindern. Der Tine-Test bleibt immer negativ, man wiederholt die Impfung ohne Ende, was den Gesundheitszustand jedesmal verschlimmert.
- Die Impfstelle eitert lange nach (**Silicea**), manchmal schwillt auch ein regionaler Lymphknoten.
- Die Probleme mit der Gesundheit beginnen meist etwa drei Monate nach der Impfung.
- Kinder mit tuberkulinischem Miasma leiden häufig unter Allergien, und Tuberculinum ist ein tiefwirkendes Mittel bei Ekzemen, Heuschnupfen und Asthma.
- ▶ Dr. Broussalian aus Grenoble empfiehlt **Tuberculinum** und **Psorinum** (**C15** oder **C30**) vor der Pollenflugsaison, um dem Heuschnupfen vorzubeugen, und das scheint mir ein guter Rat zu sein.
- Tuberculinum-Kinder sind meist eher mager bis dünn, »wie eine Bohnenstange« (**Aurum, Lycopodium, Natrium muriaticum**).

- Man findet eine bläuliche Vene an der Nasenwurzel und zahlreiche weiße Flecken auf den Nägeln.
- Die Säuglinge haben in den ersten Lebenstagen eine Mammitis mit Sekretion von Milch (**Asa foetida, Cyclamen**).
- Man findet auch eingewachsene Nägel (**Graphites, Silicea, Teucrium**).
- Die Zahnung ist langsam und schwierig.
- Größere Kinder lieben kalte Milch, Fett, Geräuchertes, Schweinefleisch und Süßigkeiten.
- Teenager haben mit Akne schwer zu kämpfen.
- Sie haben ein Verlangen zu reisen, das sie auf der Suche nach dem Paradies bis nach Kathmandu führt.
- Drogen, eine andere Form von Reisen, sind eine Gefahr für sie, umso mehr, als sie äußerst halsstarrig sind (**Calcium carbonicum, Lycopodium, Platina**) und launenhaft, »himmelhoch jauchzend, zu Tode betrübt«.
- In jeder Altersgruppe findet man die Furcht vor Tieren, vor allem vor Hunden.
- Im Sprechzimmer sind die Kinder sehr schamhaft und möchten sich nicht ausziehen (im Gegensatz zu **Medorrhinum**!).

▷ Soll man diese Kinder noch gegen Tuberkulose impfen?

▶ Für den Homöopathen ist die Antwort »nein«, denn man verschlimmert noch das zugrundeliegende tuberkulinische Miasma. Die BCG-Impfung ist generell sinnlos, denn wenn das Kind ein tuberkulinisches ist, wird es keine Immunantwort gegen den Impfstoff entwickeln, wenn es dagegen nicht tuberkulinisch ist, wird die Impfung zwar anschlagen, aber völlig nutzlos sein, da das Miasma dieses Kindes es nicht zur Tuberkulose prädisponiert.

- Diese Aussage scheint durch jüngere Untersuchungen bestätigt zu werden, die die Wirkungslosigkeit der BCG-Impfung demonstrieren. Die WHO publizierte 1982 eine Untersuchung, die in Indien über einen Zeitraum von siebeneinhalb Jahren durchgeführt worden war. Eingeschlossen waren 270 000 Kinder, von denen die Hälfte Plazebo und die andere Hälfte die BCG-Impfung erhielt. Die Fallzahlen von Tuberkulose bei geimpften und nicht geimpften Kindern im Beobachtungszeitraum waren nicht signifikant verschieden. Seither ist die BCG-Impfung nicht mehr Pflicht in den Vereinigten Staaten, in Schweden, in der Schweiz und in Deutschland.
- Die beste Tuberkulose-Vorsorge bleibt die Früherkennung und Behandlung der Tuberkulosekranken, die Schaffung hygienischer Grundbedingungen und die Sicherstellung einer ausgewogenen Ernährung.
- Die Einhaltung dieser Prinzipien führte zum fast völligen Verschwinden der Tuberkulose in den Ländern der westlichen Welt.
- Im Gegensatz dazu, und trotz der BCG-Impfung, grassiert die Tuberkulose immer noch in der Dritten Welt.

(T)

- Man muß allerdings betonen, daß die AIDS-Epidemie, die gegenwärtig wütet, das Tuberkulose-Risiko bei infizierten Personen erhöht infolge der Schwächung der körpereigenen Abwehr. Hier ist die BCG-Impfung regelrecht gefährlich, denn sie enthält lebende Bazillen, die sich reaktivieren können, und ist also kontraindiziert bei HIV-positiven Patienten.
- Bleibt zu bemerken, daß eine Gruppe kanadischer Forscher kürzlich die Realität des tuberkulinischen Terrains nachgewiesen hat, indem das verantwortliche Gen auf dem Chromosom II identifiziert werden konnte (SKAMEN et al.).

Beobachtungen

Juliette leidet an chronischen Sinusitiden

Juliette, 13 Jahre, kommt wegen chronischer Sinusitiden im Winter seit einigen Jahren. Es ist ein mageres Mädchen mit lebhaften Augen. »Unser Kind ist ein bißchen schwierig, Doktor, sie hat Launen wie eine Achterbahn, in der Schule ist es das gleiche. Sie ist immer so dünn, obwohl sie gut ißt. Wenn sie aus der Schule kommt, schüttet sie kalte Milch in sich hinein und verschlingt einen ganzen Camembert. Abends kann man sie nicht zum Schlafen bringen. Sie liest bis Mitternacht, vor allem Abenteuerbücher. Wenn der Mistral weht, liegen ihre Nerven blank und sie schläft hundsmiserabel.«

Während die Eltern stöhnen, blättere ich im Impfpaß des Mädchens. Donnerwetter, schon viermal BCG! Und nur noch ein Kästchen frei ... »Das schlägt bei ihr nie an, Doktor.«

Die klinische Untersuchung ergibt feuchte Hände, Schwitzen an der Nasenspitze, weißgetüpfelte Nägel.

- ▶ Nach **einigen Gaben Tuberculinum** gibt es keine einzige Infektion mehr während des Winters.
- ▶ Der Fall wird dann mit **Silicea** abgeschlossen.

Malcie leidet unter Asthma

Malcie kommt im Alter von 5 Jahren mit Asthma, das seit dem zwanzigsten Monat besteht. Gegenwärtig hat sie alle drei Wochen einen Anfall. Bei den Großeltern gibt es Fälle von Tuberkulose. Die Anamnese und klinische Untersuchung ergeben **Lachesis**. Nach einigen Gaben dieser Arznei hören die Asthmaanfälle für ein Jahr auf.

Eines Tages kommt der Schularzt mit seiner Mannschaft in die Schule zur Tbc-Reihenuntersuchung. Es handelt sich um einen Tuberkulintest mit intradermaler Injektion von Tuberkulin. Malcies Mutter, selber Ärztin, bemerkt, daß ich meinen Sohn Bastien an diesem Tag zu Hause behalte (unsere beiden Kinder gehen in die gleiche Schule). Sie findet, daß ich ein wenig übertreibe, schließlich ist es nur ein Test, und schickt ihr Kind in die Schule. In der Nacht bekommt Malcie einen Asthmaanfall, der auf Lachesis nicht anspricht, das doch im vergangenen Jahr so gut geholfen hat. Am nächsten Morgen ist das Asthma immer noch nicht verschwunden, und die Mutter ruft mich in aller Frühe an.

▶ Ich rate ihr zu **Tuberculinum C15**.

Der Anfall hört sofort auf. Seit diesem Vorfall sind sieben Jahre verstrichen, und Malcie hat nie wieder Ärger mit ihrem Asthma gehabt.

Es ist wichtig, zu wissen, daß tuberkulinische Kinder auch durch einen einfachen Tine-Test verschlimmert werden, und es ist allgemein zur Vorsicht mit diesen Tests in der Schule zu raten. Jeden Winter füllt sich meine Praxis nach dem Besuch der Impf- und Tbc-Test-Equipe in den Schulen mit Bronchitiden, Otitiden und Asthmafällen.

Pauline und ihre unkämmbaren Haare

Pauline, 2½ Jahre alt, hat eine seltene und seltsame Krankheit: das Syndrom der unkämmbaren Haare. Die Dermatologen der Universitätsklinik sind fasziniert. Nach vielen Tests und Biopsien wurde die Diagnose gestellt, eine Doktorarbeit zu diesem Fall ist in Vorbereitung. Allerdings gibt es keine Behandlung für dieses Syndrom, über das man eigentlich nichts weiß und von dem in ganz Frankreich nur zwei oder drei Fälle bekannt sind. Seit 5 Jahren sind Paulines Haare trocken, glanzlos und fallen in Büscheln aus. Die, die bleiben, sind dermaßen zerzaust, daß man sie in keine Form bringen kann. Mir fällt auf, daß drei Monate zuvor die BCG-Impfung durchgeführt worden war, dessen rote Narbe immer noch gut auf dem Arm zu erkennen ist. Von väterlicher Seite gibt es Fälle von Primäraffekten. Pauline schwitzt viel am Rücken und am Hals, trinkt gerne Milch und sie zahnt gerade.

▶ Ich verschreibe **eine Gabe Tuberculinum C15**.

5 Tage nach der Einnahme bemerkt die Mutter, daß die Haare wie früher werden. In drei Jahren Beobachtungszeitraum hat es seither keinen Rückfall gegeben. Im Klinikum war eine leichte Enttäuschung nicht zu übersehen: keine Doktorarbeit mehr! Die Schlußfolgerung der Kollegen dort: »Wir haben wohl eine falsche Diagnose gestellt.«

U

Urtica urens
Die Brennessel

- Eine gute Arznei für Urtikaria, Nesselsucht.
- Jeder von uns hat schon einmal die unangenehme Bekanntschaft der Brennessel gemacht.
- Urtica urens paßt auf eine Urtikaria, die von dem gleichen Brennen und Jucken begleitet ist und verschlimmert wird durch Kontakt mit Wasser und durch Kälte (**Apis**: Urtikaria besser durch Kälte).
- Die Urtikaria kann auftreten nach dem Genuß von Meeresfrüchten.
- Manchmal bestehen auch rheumatische Schmerzen in den Gelenken.
- Diese Symptome kehren jedes Jahr regelmäßig wieder.
- Urtica urens ist auch bekannt für seine Wirkung auf den Milchfluß, den sie bei der Stillenden steigern kann (z. B. **3 Granula der C7 jeden Morgen für einige Tage**).

Selbst-Beobachtung

Mein Erlebnis mit den Brennesseln

Während meines Studiums der Medizin bekam ich jedes Jahr im Frühling eine generalisierte Urtikaria. Ich ging also zu den großen Meistern der Lyoner Fakultät, in der ich arbeitete, und bat um Rat. Jedesmal riet man mir zu Ruhe, einer Diät und dem unvermeidlichen Kortison. Die Krisen wurden, dessenungeachtet, immer schlimmer, manchmal erschien sogar ein Quincke-Ödem im Gesicht mit allen Zeichen einer drohenden Erstickung. Zu der Zeit ging ich nur mit einer Ampulle Kortison in der Tasche aus dem Haus. Meine BCG-Impfung schlug auch nie an, und man verpaßte mir jedes Jahr eine neue.
Eines Tages, dem Rat eines Familienmitglieds folgend, der von seiner hartnäckigen Migräne von einem Lyoner Homöopathen befreit worden war, suchte ich also diesen Kollegen auf. Er stellte mir einen Haufen anscheinend zusammenhangloser Fragen, zusammenhanglos zumindest für den Medizinstudenten, der ich war.
▶ Dann verschrieb er mir eine Arznei, **Urtica urens C7**.
Diese wirkte Wunder bei meinen Urtikaria-Krisen (besser als das Kortison!), die schließlich seltener wurden und dann ganz aufhörten. Beim Nachdenken über dieses Allergieproblem fiel mir ein Ereignis ein, das ich schon vergessen hatte: einige Jahre zuvor war ich im Wald in einen Brennesselstreifen gestürzt, ich hatte mich »in die Nesseln gesetzt«. Mein Homöopath hatte mit seinen Fragen zu Kälte und Wärme, Ver-

langen und Abneigungen, meinem Schweiß usw. mein Problem erkannt. Später, als ich meine Professoren über die Verschreibungen der Homöopathen spotten hörte, dachte ich mir meinen Teil, und dieses Erlebnis hat mich selbst auf den Weg der »alternativen« Heilkunde gebracht.

Valeriana officinalis
Heimlich tun

»La maman d'Amandine veut que son amant dîne, Amandine a dit non ...« (Amandines Mama will, daß ihr Geliebter zu Tisch kommt, Amandine hat nein gesagt).
Dieses Chanson von Yves Duteil beschreibt hübsch die Stimmung dieser Arznei.

- Valeriana-Individuen mögen keine verfänglichen Situationen, sie möchten nichts heimlich tun müssen.
- Sie wollen klare Verhältnisse und offizielle Anerkennung.
- Die Arznei paßt auf überempfindliche Kinder oder hypernervöse Erwachsene, bei denen andere »wohlgewählte« Arzneien nicht greifen.
- Das klinische Bild umfaßt Ohren- oder Halsschmerzen, krampfhaftes Asthma, Übelkeit und Bewußtseinsverlust nach Emotionen, nach Aufregung, Schlaflosigkeit mit Juckreiz und Muskelzucken.
- Beim Säugling findet man Hochwürgen geronnener Milch nach dem Trinken an der Brust und manchmal Durchfall mit Unruhe und Schreien.

Beobachtung

Laetitia leidet unter Anginen

Laetitia, 7 Jahre, hat immer wieder Halsentzündungen. Bei jeder akuten Episode scheint eine homöopathische Arznei das Problem zu lösen, aber die Anginen kommen unermüdlich wieder. Was mich erstaunt, ist die übermäßige Aufgeregtheit, die das Kind jedesmal zeigt, trotz des Fiebers, das sie doch eigentlich dämpfen müßte: lebhafter Blick, körperliche Unruhe, unaufhörliches Schwitzen, verrücktes unkontrolliertes Lachen. »Ich weiß, daß sie krank wird, wenn sie aufgeregt wird«, sagt die Mutter. Häufig ist das Kind auch schlaflos, und hier wirkt ein homöopathisches Komplexmittel gut, daß auch Valeriana enthält.

- Ich versuche also eine konstitutionelle Behandlung mit **Valeriana** (**C15-30**), und die Anginen verschwinden!

Laetitias Eltern sind nicht verheiratet, etwas, was das Kind ihnen ständig vorwirft.

V

Veratrum album

Die Lüge

- Bekannt für perakute Zustände, die an Kreislaufkollaps denken lassen: Blässe, kalte Schweiße, schneller, schwacher Puls.
- So etwas sieht man beispielsweise bei einer akuten Gastroenteritis wie der »Tourista«, dem Durchfall der Touristen, mit plötzlichem profusen Erbrechen und reichlichen Stühlen. Was diese letzteren charakterisiert ist, daß sie nicht stinken (im Gegensatz zu **Arsenicum album**). Das Erbrechen ist gefolgt von Schluckauf.
- Die Arznei ist ebenso nützlich bei heftigen Asthmaanfällen, die bis zum Schock führen können.
- Daneben ist sie eines der besten Herzstimulantien in homöopathischer Dosis.
- In der Psychiatrie kann Veratrum Verwendung finden bei deliranten Zuständen mit manischer Erregung und Koprophagie (der Kranke ißt den eigenen Stuhl). Der Kranke ist hochgradig erregt, zerschneidet und zerreißt alles, was ihm in den Weg kommt, fällt dann in einen Zustand völliger Stummheit und weigert sich, zu essen.
- Veratrum album-Patienten sagen nicht die Wahrheit. Die Perversion findet auf der Ebene des Wortes, der Sprache statt.
- Beim Erwachsenen erlaubt es die Lüge, eine soziale Stellung zurückzugewinnen, die er verloren geglaubt hatte: der Zweck heiligt die Mittel (E. CANDEGABE).
- Veratrum album ist ehrgeizig und wird leicht zum Stiefellecker bei seinen Vorgesetzten, während er mit Schwächeren hart ins Gericht geht.
- Das Kind kann Krankheit vortäuschen (**Aconitum, Belladonna, Moschus, Tarantula**).
- Es kann beispielsweise krank werden, wenn ein kleiner Bruder zur Welt kommt, weil es sich vorstellt, daß dieser letztere seinen Platz einnimmt, während es selbst in der Schule ist.
- Bei den Müttern fällt eine Verstimmung vor der Regel auf, sowie eine Tendenz zu Scheinschwangerschaften.

Beobachtung

Marie-Noëlle hat ständig akute Infektionen

Marie-Noëlle, 7 Jahre, kommt wieder einmal wegen einer Bronchitis. Ich behandle das Mädchen seit dem 18. Monat, mit vielen Besuchen seither, mal sind es Ausschläge, dann Bronchitiden, manchmal auch mit asthmoider Komponente, Mittelohrentzündungen, Konjunktivitis, kurz, eine saftige Psora, deren Köpfe, wie die der mythischen Hydra, nachwachsen, sobald man einen herunterschlägt. Mutter und

Tochter sind Stammkunden in meiner Praxis, jedesmal warten sie geduldig, versunken in die Lektüre wundervoller Bilderbücher, die sie in eine Märchenwelt entführen, wo sie Prinzessinnen sind, auserwählt ...
An diesem Tag versuche ich, den Fall etwas tiefgründiger zu analysieren. Die Mutter erzählt, daß das Kind erkrankt sei, nachdem die Lehrerin es gescholten habe. Es habe bei einer Klassenarbeit geschummelt. Marie-Noëlle ist von lebhafter Intelligenz, brillantem Gedächtnis und immer die Erste in der Klasse. An diesem Tage nun, da die Eltern mit ihr übers Wochenende weggefahren waren, das Schulbuch aber zu Hause gelassen hatten, konnte sie ihre Lektion nicht lernen. Aus Furcht vor einer schlechten Note hatte sie es vorgezogen, sich bei ihrer Nachbarin »zu inspirieren«.
Der Vergleich der Rubriken »Furcht um seine Stellung in der Gesellschaft« und »erbricht Schleim während des Hustens« (etwas, was bei ihr immer da war) ergibt Veratrum album. Es scheint überdies, als lüge das Kind gern, um schwierige Situationen zu bereinigen (**Argentum nitricum, Conium, Ethylicum, Luesinum, Veratrum album**).

▶ **Veratrum album C7** bringt die Bronchitis binnen 48 Stunden zum Verschwinden, danach und nach **einigen Dosen C15-18-24** und **C30** ändert sich das klinische Bild radikal.

Es wird der erste Winter, den sie völlig ohne akute Infektionen verbringt.

Vipera berus
Die Viper

- Das Viperngift ist in homöopathischer Zubereitung eine gute Arznei für oberflächliche venöse Thrombosen und akute und chronische Venenentzündungen.

Beobachtung

Nathalie leidet an einer Venenentzündung

Nathalie, 12 Jahre, hat seit einigen Monaten eine Venenentzündung am rechten Arm, die nach heftiger körperlicher Anstrengung aufgetreten war und trotz mehrerer konventioneller Therapien persistiert.

▶ **Einige Gaben Vipera C9-12** und **C15** bringen die Symptome in einigen Tagen zum Verschwinden.

Z

Zincum metallicum

Die Furcht vorm Schutzmann

- Zincum-Patienten haben ein Über-Ich, das sie blockiert.

Die Vater-Imago war sehr »kastrierend« im psychoanalytischen Sinne. Sie träumen, ein Pferd verwandle sich in einen Hund. Das Pferd ist Pegasus, der Vater, der sie mit seinen Flügeln ins Paradies mitnimmt. Er verwandelt sich in einen bellenden Hund, Zerberus, der sie in die Hölle zieht. Und in der Tat hat Zincum Schwierigkeiten, der Hölle des analen Stadiums zu entkommen, um zum altruistischen Paradies des nach-ödipalen Stadiums aufzusteigen. Er kann sich nur ausdrücken über Krämpfe und Zuckungen ...

- Im täglichen Leben erstreckt sich diese Furcht vor dem Vater auch auf Substitute des Vaters, auf alles, was das Gesetz verkörpert, Professoren, Polizisten, Richter usw.
- In der Praxis ist die Arznei nützlich bei Kindern, deren Kinderkrankheiten mit Komplikationen verlaufen: der Ausschlag kommt nicht heraus, neurologische Probleme treten auf.
- Es sind unruhige Kinder, die mit den Zähnen knirschen, mit ihren Geschlechtsteilen spielen und häufig langanhaltende Durchfälle haben, die aber erstaunlich gut vertragen werden.
- Erwähnen wir auch die Indikation von Zincum beim Schlafwandeln nach Gemütserregungen, bei Enuresis nocturna (gegen Morgen), bei abendlichem Asthma mit Flatulenz, bei konstantem Husten in liegender Position und bei unruhigen Beinen im Bett.
- Häufig ist die Pubertät verzögert und es erscheinen Tics und körperliche Unruhezustände.
- Beim Erwachsenen gibt es einige gute Symptome: diese Menschen vertragen keinen Wein (**Conium, Naja**) und haben eine Abneigung gegen Fisch, Kalbfleisch und Süßigkeiten.

III.
Anhang

1. Schlußwort

Wir sind am Ende eines Buches angelangt, das einen neuen Blick auf die Homöopathie und die Medizin im allgemeinen zu werfen versucht. Das ist freilich nur ein Anfang. Der Reichtum der menschlichen Seele findet sein Gegenstück nur in der Natur, die uns umgibt. Neue Arzneien müssen erforscht und verstanden werden. Das ist die Arbeit der Zukunft, die Arbeit aller, die sich unserer Kunst verschrieben haben.
Ich möchte hier meine Homöopathenfreunde und -kollegen der Region Provence-Alpes-Côte d'Azur erwähnen, um ihnen zu danken, ebenso wie den anderen Gruppen von Forschern in ganz Frankreich, insbesondere die Gruppe um Dr. Fayeton und diejenige um Dr. Lamothe. Es ist mein Wunsch, daß in Zukunft viele junge Ärzte sich unserer Arbeit anschließen mögen, die Medizin bedarf dieses neuen Ansatzes immer mehr, um den Menschen in diesem unendlich komplex gewordenen, schwierigen und wundervollen Universum aufs neue zur Harmonie zu verhelfen.
Ebenfalls möchte ich Martine Bourbon für ihre treffliche Mitarbeit danken.

2. Index

Leitsymptom	Arzneimittel
Abneigung gegen Arbeit im Haushalt	Sulfur iodatum
Adipositas	Oleum animale
Aktion oder Kontemplation	Iodum
Alkoholismus, erblich	Ethylicum
Allergie auf Eier und Fisch	Chininum arsenicosum
Altern, vorzeitiges	Selenium
Anämie	China
Anerkennung der anderen, sucht die	Palladium
Angina, schwere	Ailanthus glandulosa
Angina, weiße (Beläge)	Phytolacca
Angst vor der Zukunft, Furcht vor Mißerfolg	Digitalis
Angst, metaphysische	Lilium tigrinum
Anpassung an die Höhe – das Gute und das Schlechte	Coca
Antibiotikum, homöopathisches	Pyrogenium
Antidot	Camphora
Antiseptikum	Calendula
Arbeit ist Leben	Laurocerasus
Arnica der Nerven	Hypericum
Atmung, primitive	Carbo vegetabilis
Autoaggression	Kreosotum
Autoritär und eifersüchtig	Camphora
Begreift nichts	Barium carbonicum
Bestrahlung	Röntgenstrahlen
Betrüger	Mercurius
Bewegung ist Leben	Rhus toxocodendron
Bienenstich	Apis
Bindung zur Mutter	Pulsatilla
Blüht in der Nacht (incognito)	Cactus grandiflorus
Brücke, Furcht vor der, dem anderen Ufer	Angustura vera
Brustkrebs	Asterias rubens
Chef, kleinkarierter	Lycopodium
Depression	Helleborus
Diamant, hätte ein D. werden können	Graphites
Diktator, eifersüchtiger	Lachesis
Drogen und chronische Furcht	Opium

Leitsymptom	Arzneimittel
Druck, unter D. zurückhaltend	Croton tiglium
Durchfall beim Kind (Zahnung)	Podophyllum
Dyspnoe	Antimonium tartaricum
Egoist, Lebemann, Nonkonformist	Sulfur
Eifersucht, Exhibitionismus	Hyoscyamus
Eifersucht, extreme	Anantherum muricatum
Entflammt	Phosphor
Entscheidung, Schwierigkeiten mit einer	Anacardium
Erleuchtung	Chelidonium
Erregt, überarbeitet, mit den Nerven am Ende	Nux vomica
Erschöpft, erledigt	Phosphoricum acidum
Explosion	Glonoinum
Fehlschlag	Digitalis
Feuchtigkeit, empfindlich für	Natrium sulfuricum
Fieberdelirium	Belladonna
Fleischfressende Pflanze	Drosera
Flieht in die Arbeit	Lilium tigrinum
Frauen haben es schwer	Sepia
Fressen mich auf, die Leute	Ambra grisea
Fressen oder Gefressen werden	Stramonium
Freßschlumpf	Antimonium crudum
Freude, intensive und Schlaflosigkeit	Coffea
Frustriert	Staphisagria
Furcht vor Abwärtsbewegung	Borax
Furcht vor dem Tod des Körpers	Arsenicum album
Furcht, aus der Schale zu kriechen	Calcium carbonicum
Furcht, versklavt zu werden	Tarentula hispanica
Furcht, vor allem, Dunkelheit, Zukunft	Causticum
Furcht, vor Autos (kommen direkt auf ihn zu)	Anthracinum
Furcht vor Mangel, verlassen zu werden	Psorinum
Furcht, vor Regen, vor Wasser	Naja tripudians
Geheimnis des Todes	Cocculus
Geist, reiner	Palladium
Geiz	Calcium fluoricum
Gemeinheiten der anderen, zu empfindlich für	Drosera
Gesetz ist Gesetz, Mangel an Flexibilität	Nitricum acidum
Gewaltlosigkeit und Familienstreit	Magnesium muriaticum

Leitsymptom	Arzneimittel
Grippe	Eupatorium perfoliatum
Grippeimpfung	Influenzinum
Hämorrhoiden	Aesculus
Harmonie mit dem Kosmos	Natrium carbonicum
Haus, will im H. bleiben	Bryonia
Heilung von Frakturen	Symphytum
Heimweh nach dem verlorenen Paradies	Capsicum
Heiserkeit	Arum triphyllum
Heuschnupfen und Asthma (am Meer)	Arsenicum iodatum
Hochmut	Platina
Höhe	Coca
Höhe, ist nicht auf der	Cuprum metallicum
Humor, schwarzer	Cyclamen
Husten, chronischer, nach Keuchhusten	Sanguinaria
Husten, durch Kompression der Larynx	Kalium iodatum
Identität, mentale Dissoziation	Cannabis indica
Irre, die Zeit ist, die Leute sind	Cicuta virosa
Kälte, feuchte	Dulcamara
Keuchhusten	Drosera, Pertussinum
Kieferhöhlen	Mezereum
Kind, adoptiertes	Magnesium carbonicum
Kitzelig, fürchtet die Einsamkeit	Kalium carbonicum
Klammern	Bismutum
Klar zu sehen, Weigerung	Chelidonium
Kommuniziert mit anderen, leicht erschöpft	Phosphor
Kongestionen, heftige	Glonoinum
Kontrollwut	Hydrophobinum
Kummer und Schlaflosigkeit	Kalium bromatum
Kummer, verborgener	Cyclamen
Lampenfieber, gelähmt vor	Gelsemium
Laryngitis	Sambucus
Laryngitis, durch feuchte Kälte	Spongia tosta
Laryngitis, rezidivierende	Diphtherotoxinum
Lebertran	Oleum jecoris aselli
Leiden durch Abhängigkeit	Kalium carbonicum
Liebe: Vergnügen ohne Verantwortung	Fluoricum acidum

Leitsymptom	**Arzneimittel**
Links, zu weit	Lachesis
Lokalisation der Schmerzen	Kalium bichromicum
Lügner	Veratrum album
Mangel an Flexibilität, der Geist des Gesetzes	Nitricum acidum
Mangel an Kommunikation	Carcinosinum
Mangel an Selbstvertrauen	Silicea
Manie, sich die Hände zu waschen	Luesinum
Meinung der anderen, überempfindlich	Moschus
Mensch im Karzer	Carcinosinum
Mensch, vertrockneter	Alumina
Mensch, zerfressener	Kreosotum
Migräne mit gestörtem Sehen	Iris versicolor
Mitleid: Das Damokles-Schwert	Causticum
Musik, empfindlich für	Natrium carbonicum
Mutlos, traurig, ängstlich, müde	Stannum metallicum
Mutter und Kind verstehen sich nicht	Aethusa cynapium
Mutter, Tod der	Muriaticum acidum
Mutter: einziger Halt	Pulsatilla
Nacht zum Tag, das Baby macht die	Staphisagria
Nasenbluten	Millefolium
Niemand kann etwas für mich tun	Taxus baccata
Ödipus	Lachesis
Orientierung im Raum	Mezereum
Paradies	Opium
Peristaltik, inverse	Asa foetida
Prellung, schwere, mit Abriß	Ruta graveolens
Pyromane	Hepar sulfuris
Quecksilber, pflanzliches	Phytolacca
Rauch: Rauchende Eltern, hustende Kinder	Caladium seguinum
Rechts, zu weit	Lycopodium
Rote Ameise	Formica rufa
Sauer	Rheum
Schilddrüse, verzehrt sich im Exzeß	Iodum

Leitsymptom	Arzneimittel
Schlaflosigkeit des Neugeborenen	Calcium bromatum
Schlaflosigkeit nach Kummer, unruhige Hände	Kalium bromatum
Schlafwandeln, Furcht vor Polizisten	Zincum
Schluckauf der Neugeborenen	Teucrium
Schluckt, verdrängt und explodiert	Croton tiglium
Schmerzen bei der Geburt	Cimicifuga
Schnupfen im Winter	Rumex crispus
Schnupfen und Konjunktivitis	Euphrasia
Schnupfen: die Zwiebel	Allium cepa
Schuldgefühl	Sulfuricum acidum
Schwelle	Carbo vegetabilis
Seemann, glücklicher	Bromum
Seestern	Asterias rubens
Sein oder Schein	Platina
Sicht, Verdunkelung der, Skeptizismus	Petroleum
Skeptisch	Petroleum
Spasmen	Ipecacuanha
Spasmen und Wehklagen	Magnesium phosphoricum
Sphinx: antworten oder sterben	Aconitum
Spitze Gegenstände, erschreckt durch	Spigelia
Spricht spät, Kind	Sanicula
Sündenbock: eine Welt aus Beton	Kalium bichromicum
Syphilis, zerstörerische Tendenz	Luesinum
Tabakmißbrauch	Caladium seguinum
Tal der Tränen	Ignatia
Trombophlebitis	Vipera
Tine-Test negativ, BCG	Tuberculinum
Tor zur Leber	Chelidonium
Tränen, zurückgehaltene, Kloßgefühl	Ignatia
Träume, vom Tod der Mutter	Muriaticum acidum
Träume, von geschlossenen Türen, Sackgassen	Natrium phosphoricum
Traumen	Arnica
Übelkeit im Auto	Tabacum
Überarbeitet, aufgeregt	Nux vomica
Überempfindlichkeit, Meinung anderer	Moschus
Überempfindlichkeit, übererregbar	Valeriana
Und dann?	Medorrhinum
Ungeliebt	Phosphoricum acidum

Leitsymptom	**Arzneimittel**
Ungeschickt	Agaricus
Unruhe, Lügen, Alkoholvorgeschichte	Ethylicum
Unterdrückt, wünscht Bestrafung	Staphisagria
Ur-Szene, Vergewaltigung	Cenchris contortrix
Urtikaria	Urtica urens
Vampir	Abrotanum
Vater, das Gesetz des V. übertreten	Aurum metallicum
Vater, Problem mit dem	Natrium muriaticum
Verachtung der Vor- und Nachwelt	Secale cornutum
Verantwortung für sich selbst	Curare
Vergnügen in der Arbeit	Laurocerasus
Vergnügen, einsames	Bufo rana
Verlangen nach Suppe	Calcium arsenicosum
Verlassen in einer emotionalen Wüste	Helleborus
Verletzt von jedem Wort	Tellurium
Verleumdung	Moschus
Verschnupft und verstopft	Hydrastis
Virostatikum, homöopathisches	Oscillococcinum
Vogel-Strauß-Politik	Nux moschata
Vorfahren, Erbschaft, zu große Bedeutung von	Sarsaparilla
Vorstellung, falsche von sich selbst	Sabadilla
Wachstum	Calcium phosphoricum
Wachstum, blockiert durch Vitamin D	Oleum jecoris aselli
Warzen, Lebensbaum	Thuja
Warzen, plantare	Aurum sulfuratum
Wechselfälle des Lebens kontrollieren, die	Cocculus
Weg der Erkenntnis	Conium maculatum
Wert, ist nichts	Lac caninum
Willen, Unverträglichkeit von Eiern	Ferrum metallicum
Winterrose	Helleborus
Wucherungen, adenoide	Agraphis nutans
Wurm in der Frucht	Cina
Wutanfall, erträgt keinen Schmerz	Chamomilla vulgaris
Zahnschmerzen oder intensive Freude	Coffea
Zappelhände, Schurkenhände	Kalium bromatum
Zerrungen und Verstauchungen	Rhus toxicodendron
Zorn, heruntergeschluckter	Colocynthis

Leitsymptom	Arzneimittel
Zucker, Fleisch, Abneigung gegen	Graphites
Zukunft, plant die, sieht Katastrophen vorher	Medorrhinum
Zwang, erträgt keinen	Plumbum

3. Verzeichnis körperlicher Symptome